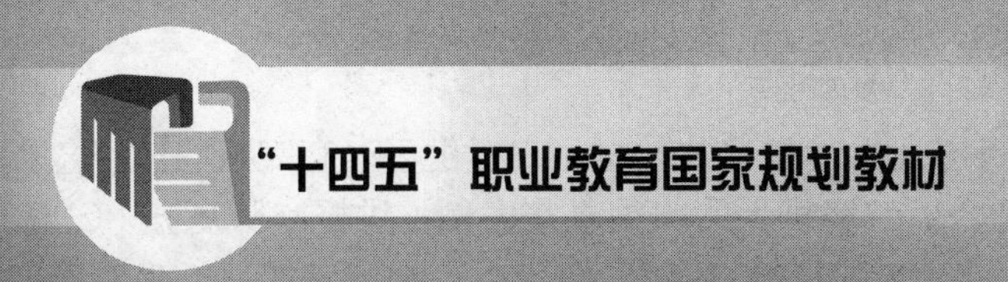

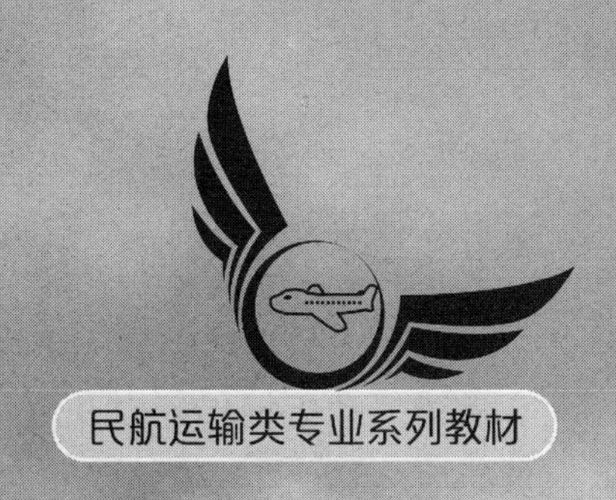

民航运输类专业系列教材

航空急救实务

吴 峥　庄珊珊　高遇美　编

HANGKONG JIJIU SHIWU

化学工业出版社

·北京·

内容提要

《航空急救实务》是供空中乘务专业学生学习的教材，它提供了一套完整的航空急救知识体系，教材内容简洁明了。结合民航客机上发生的真实案例，讲授心肺复苏（CPR）的操作方法及步骤、客机上常见病症的判断及处置、创伤包扎等内容，加强学生对航空急救知识的了解及其技能的掌握。同时，让学生对空中乘务工作有一个崭新的认识，培养学生动手操作能力及应急事件的处理能力，提高职业素养，更好地关爱他人、关爱生命。

本教材内容充分体现了空中乘务专业人才培养目标，有较强的实用性和针对性。本教材立足于理论指导和能力培养，使课堂教学与实际操作互为补充，为即将步入职业生涯的空乘专业学生打下扎实的基础。为方便教学，本书配有电子课件和二维码教学资源，扫码可获取相应微课教学视频资源。

本教材可作为高职高专、中等专业学校等相关院校空中乘务专业的教学用书，也可作为成人高等教育的同类专业教材，以及作为民航服务人员的参考书及企业培训用书。

图书在版编目（CIP）数据

航空急救实务/吴峥，庄珊珊，高遇美编. —北京：化学工业出版社，2019.10（2024.7重印）
ISBN 978-7-122-35073-2

Ⅰ. ①航… Ⅱ. ①吴… ②庄… ③高… Ⅲ. ①航空航天医学-急救-教材 Ⅳ. ①R851.7

中国版本图书馆CIP数据核字（2019）第182683号

责任编辑：旷英姿　韩庆利
责任校对：王　静　　　　装帧设计：王晓宇

出版发行：化学工业出版社（北京市东城区青年湖南街13号　邮政编码100011）
印　　装：河北延风印务有限公司
787mm×1092mm　1/16　印张6½　字数129千字　2024年7月北京第1版第10次印刷

购书咨询：010-64518888　　　　售后服务：010-64518899
网　　址：http://www.cip.com.cn
凡购买本书，如有缺损质量问题，本社销售中心负责调换。

定　　价：22.00元

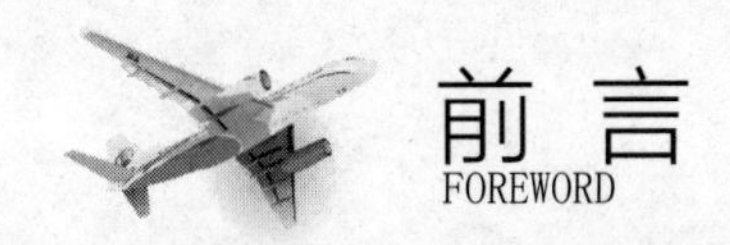

前言
FOREWORD

客机在飞行的过程中，经常会出现一些突发状况。需要乘务员进行急救时，不是诊断旅客的病情或进行救治，而是在专业医疗人员抵达之前，为旅客提供必要的、基本的急救，减少伤残，挽救生命。

《航空急救实务》以培养学生掌握一定的急救知识和相关急救技能为目标，建立以“知识+能力”为主线的新体系。全书共由五章组成，分别为了解应急救护、心肺复苏、客机上常见病症、创伤现场救护技术、公共卫生事件。主要介绍如何采取科学、有效的措施来正确处理旅客的伤病情况。内容丰富实用、语言简明易读，并配以形象、生动的插图，具有较高的实用价值。

本教材在编写的过程中，着重突出两个方面的特色：

一、注重理论性与实践性相结合。本教材内容既满足基础技能课程的知识性，又满足专业课程培养学生动手操作及应急状态下解决实际问题的能力，使学生能够真正地融入工作环境中。

二、系统性与趣味性并重。本教材各章既独立又联系，形成完整的航空急救知识体系。为避免枯燥，增强趣味性，本教材采用案例式阐述方式，在章节结尾增加与本章节内容密切相关的新闻事件，以增加学生的学习兴趣。

《航空急救实务》以乘务员培训内容中民航客机机上急救部分为依托，从学生就业岗位实际需要出发，注重学生急救技能的提高和对学生应变能力的培养，同时在激发学生的学习热情和兴趣等方面发挥着积极作用。本书是校企合作开发教材，由辽宁轻工职业学院吴峥、高遇美与大连人道生命健康技术服务中心庄珊珊编写，辽宁轻工职业学院马丽群主审。

本书第8次印刷，有机融入党的二十大报告中关于“全面加强国家安全教育”，“增强全民国家安全意识和素养，筑牢国家安全人民防线”的指示精神，培养学生爱岗敬业、爱国爱民的道德情操。

由于编写人员的水平所限，本教材内容难免会有疏漏之处，衷心希望广大同仁和读者批评指正，以便再版时修正完善。

编者

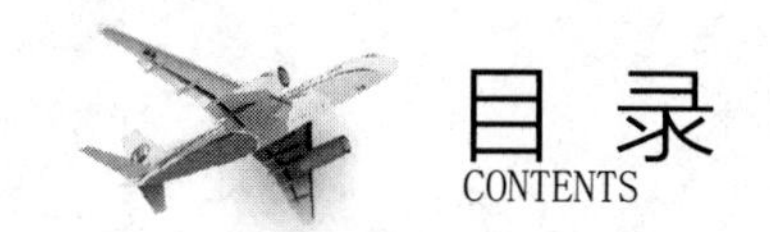

目录
CONTENTS

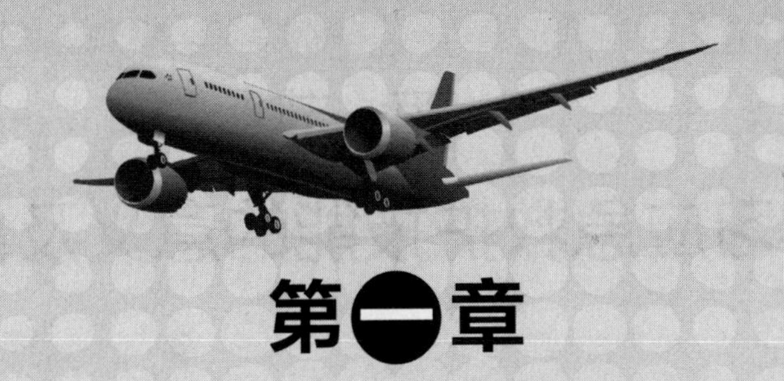

第一章

了解应急救护

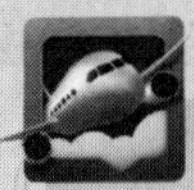

学习指南

- **知识目标：**掌握客机上急救原则及应急救护程序。
- **能力目标：**能够在处理客机上应急事件时，有条不紊地进行应急救护。
- **素质目标：**通过学习应急救护技能的意义，培养学生树立正确的人生观价值观，增强学生对专业知识学习的认同感和自信心，激发学生对专业学习的热情和积极性。

在我们的日常生活中各种事故、交通肇事、突发疾病等所引起的意外伤害时有发生。自然灾害和事故伤害，严重危害着人们的生命健康和财产安全，给家庭和社会带来巨大损失。

第一节 学习应急救护技能的意义及内容

应急救护也称为现场救护，是院前急救的重要组成部分。突发伤病现场情况复杂多变，缺乏专业人员及救护材料，一些严重的伤病情往往在数分钟内就会危及患者的生命。

一、学习应急救护技能的重要意义

自然灾害、事故伤害、突发疾病等随时都有可能发生，当人们的生命受到威胁时，很多患者由于没有得到及时、正确、有效的现场救护而丧失生命或导致终身残疾。

为使患者能在专业人员没有到达的这段“抢救真空”时段得到救护，增强自我保护意识，提高人们自救与互救的能力，应急救护就显得尤为重要。学习应急救护技能，能够在患者发病的第一时间采取有效的救护措施，保护生命健康，减轻痛苦，减少伤残，降低死亡。

二、应急救护的基本技能

现场徒手心肺复苏，创伤现场救护的止血、包扎、固定、搬运四大技术，常见病症的处置是应急救护常用的基本技能。

第二节 客机上应急救护的目的及基本原则

一、客机上应急救护的目的

乘务员在客机上处理突发情况时，不是诊断旅客的病情或进行预先治疗，而是提供必要的、基本的急救，直到专业医务人员赶到。因此，乘务员有必要掌握基本的急救常识。

二、客机上急救的基本原则

（1）机组人员应该反应迅速、判断准确、处理及时，保持团结协作。

（2）机场是特定的空间，急救时应提供安全、舒适且相对安静的救生环境，不要让其他旅客围观。

（3）不要随意移动旅客，保持最适合其病情或伤害的位置。

（4）提供急救时，要注意观察旅客的生命体征（呼吸、脉搏、体温、血压等）。

（5）确认自称医生的旅客身份。

（6）机载应急医疗设备应当由经训练的机组成员或在专业医疗人员指导下使用。

（7）不得进行皮下注射。

（8）为旅客提供医疗物品或药品时，需要签订相关行政文件。

（9）当不能及时得到专业医疗人员的指导，或伤病旅客不愿签署相关行政文件或意识丧失时，可由伤病旅客同行人或两名以上客舱机组成员在相关行政文件上记录和签字，有旅客自愿作证的也可以同时签字。

（10）讨论病情时避开伤病旅客及周围旅客，谢绝旅客中的新闻媒体代表的采访。

（11）乘务员不得让伤病旅客单独与护士或其他医务人员待在一起。

（12）及时报告机长。

三、自我保护的注意事项

（1）注意保护自己和旅客。

（2）避免皮肤或嘴巴直接接触血液和伤口等。

（3）使用机载卫生防疫包中相关物品进行自我保护（图1–1）。

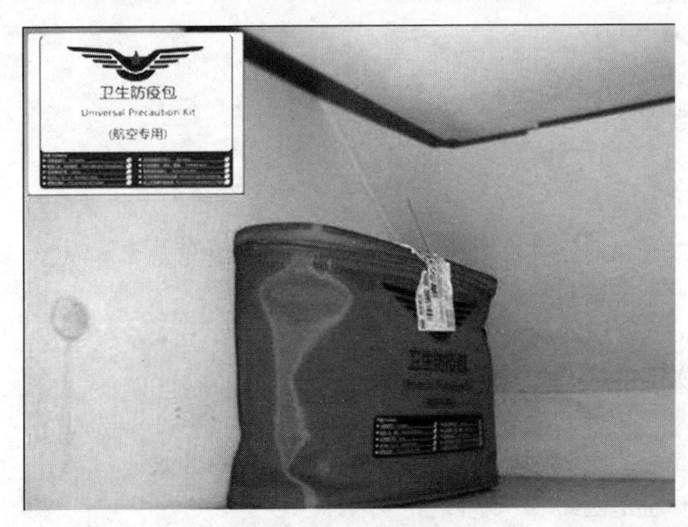

图1-1　机载卫生防疫包

（4）戴上口罩，做好隔离防护。

（5）使用机载卫生防疫包中相关物品进行消毒处理。

（6）提供急救措施后应尽快洗手。

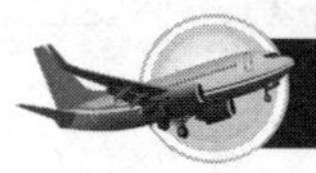

附 机载卫生防疫包使用指南

1．使用范围

用于清除客舱内的血液、尿液、呕吐物和排泄物等潜在传染性物质。使用时，应遵循传染病卫生防护原则，按照处理传染性物质及消毒技术规范的程序操作，同时加强个人防护。

2．物品清单

名称	数量	名称	数量
液体、排泄物消毒凝固剂	100克	便携拾物铲	1套
表面清理消毒片	1~3克	大块吸水纸巾	2块
皮肤消毒擦拭纸巾	10块	生物有害物专用垃圾袋	1套
医用口罩和眼罩	各1副	物品清单和使用说明书	1份
医用橡胶手套	2副	应急事件报告单	若干页
防渗透橡胶围裙	1条		

3．操作指南

（1）穿戴防护用品。

（2）配制消毒液。

（3）凝固污物。

（4）收集污物。

（5）清理消毒。

（6）脱掉防护用品。

（7）封存污物。

（8）报告及后续运行。

如机组人员在提供急救时接触了任何体液（血液、尿液、唾液等），该机组人员应向乘务长报告此事故，并通知检疫部门进行相关处理。

四、生命体征的概念

生命体征是体温、脉搏、呼吸、血压的总称。

正常的生命体征范围如下：

体温：腋下36 ~ 37℃

脉搏：60 ~ 100次/分钟

呼吸：成人（8岁以上）：12 ~ 20次/分钟

儿童（1 ~ 8岁）：20 ~ 30次/分钟

婴儿（1岁以下）：36 ~ 40次/分钟

血压：高压90 ~ 139mmHg

低压60 ~ 89mmHg

五、应急救护程序

1. 严重事件和疾病的处置程序

（1）立即通知机长并给出下列信息。

① 旅客症状，包括有无知觉。

② 旅客的姓名、性别、年龄和地址。

③ 旅客的目的地。

④ 着陆后需要的医务帮助种类。

（2）广播寻求医疗协助。

（3）观察生命体征。

（4）准备好急救设备，必要时吸氧。

（5）使用应急医疗物品（除体温计、血压计外），需要旅客本人或同行者签署相关行政文件。

（6）为休克、昏迷患者提供急救。

（7）尽快转送至地面抢救治疗。

（8）记录该事件，寻找证人。

2. 轻微事件和疾病的处置程序

（1）在飞机抵达前，通知机场方面旅客的目的地及身体状况。

（2）经机长同意，寻找证人，记录该事件。

章节练习题

1. 请简述进行客机上应急救护前自我保护的注意事项。

2. 请简述客机上严重事件和疾病的处置程序。

拓展思考题

为什么要学习应急救护？

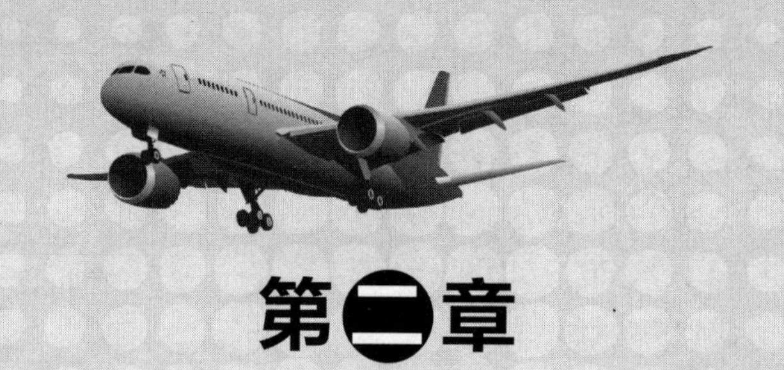

第二章

心肺复苏

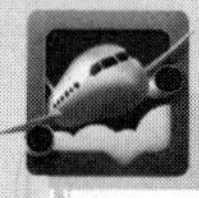

学习指南

- **知识目标**：熟练掌握心肺复苏的操作步骤；掌握心肺复苏结果的判定；了解自动体外除颤仪的使用方法。
- **能力目标**：能够熟练判断患者是否需要心肺复苏，并熟练进行心肺复苏操作。
- **素质目标**：树立“时间就是生命”的观念，形成爱心、爱伤观念，培养学生尊重他人，尊重生命，具备仁爱、善良、奉献的美好品质。

第一节 心肺复苏基础知识

一、血液循环系统及其功能

血液循环系统是血液在体内流动的通道，分为心血管系统和淋巴系统两部分。一般所说的循环系统是指心血管系统。

心血管系统是由心脏、血管、毛细血管及血液组成的一个封闭的运输系统。心脏不停地跳动提供动力以推动血液循环流动，为机体的各种细胞提供营养物质和氧气，带走细胞代谢的产物二氧化碳。同时，许多激素及其他信息物质也通过血液的运输到达其靶器官，以协调整个机体的功能。因此，维持血液循环系统处于良好的工作状态是机体得以生存的条件。

二、呼吸系统及其功能

机体与外界环境之间的气体交换过程，称为呼吸。

通过呼吸，机体从大气摄取新陈代谢所需要的氧气，排出所产生的二氧化碳。因此，呼吸是维持机体新陈代谢和其他功能活动所必需的基本生理过程之一，一旦呼吸停止，生命也将终止。

呼吸系统由呼吸道和肺组成。呼吸道由鼻、咽、喉、气管、支气管和肺内的各级支气管分支所组成，是气体出入肺的通道。肺是最主要的呼吸器官，是进行气体交换的场所。肺主要由反复分支的支气管及其最小分支末端膨大形成的肺泡共同构成。肺泡是人体与外界不断进行气体交换的主要场所。通过肺泡内的气体交换，血液由含二氧化碳多的静脉血变成含氧气多、二氧化碳少的动脉血。

肺脏和心脏是人体进行气体交换及将携氧血液输送至全身组织的重要器官。心搏骤停，血液循环终止，全身组织器官出现缺氧，尤其以脑组织对缺血、缺氧极为敏感。大脑是人体耗氧量最高的组织，其重量仅占人体自身重量的2%，血流量占全身的15%，耗氧量占全身总耗氧量的20% ~ 30%，婴幼儿脑耗氧量可高达50%。

三、基本概念

心肺复苏（cardiopulmonary resuscitation，CPR）是指当任何原因引起的极危重症患者呼吸心搏骤停时，救护员在现场对患者实施胸外心脏按压及人工呼吸的技术，维持并恢复其自主血液循环及呼吸功能，以保护患者大脑和心脏等重要脏器的功能。CPR是全球最为推崇、普及最为广泛的急救技术。

造成呼吸心搏骤停的原因有心脏病、溺水、电击、严重创伤、大出血、气道梗塞等。

心搏骤停后18秒即会发生意识丧失，4 ~ 6分钟脑细胞开始发生不可逆转的损害。因此，呼吸心搏骤停后的4分钟称为急救的“黄金4分钟”，应立即进行CPR。如果4分钟内实施心肺复苏，8分钟内由专业人员进行进一步心脏救生，抢救存活率可达30% ~ 40%。每延迟1分钟，成活率下降7% ~ 10%。10分钟后，脑细胞死亡。因此，时间就是生命。

第二节 心肺复苏的步骤

现场CPR包括四个主要步骤：判断意识及呼吸，胸外心脏按压，打开气道，人工呼吸。

一、确认现场环境安全，做好自我防护

乘务员要快速观察周围环境，确认是否存在潜在危险，如飞机出现剧烈的颠簸。同时，乘务员要采取相应的自身和伤病旅客的安全保护与防护措施，如带好一次性医用手套、准备好一次性呼吸膜或者单项活瓣嘴对嘴呼吸膜。

二、判断意识

进行CPR之前，一定要迅速判断旅客的意识、呼吸是否存在，如确定意识丧失、呼吸停止，立即进行广播寻求医疗人员和现场CPR。

呼吸心跳停止的主要指征为：意识丧失，呼吸停止，颈动脉搏动消失，瞳孔散大。2015年美国心脏病协会CPR和心血管急症救治指南中，针对大众识别呼吸心跳停止的指征为：无意识、无呼吸或异常呼吸。

1. 判断意识的方法

（1）成人　轻拍、重喊。即轻拍伤病乘客双肩，在耳边高声呼喊：“先生（女士），你怎么了？”见图2-1。

（2）婴儿　拍击足跟。

2. 判断呼吸的方法

用耳朵听患者是否有呼吸；解开患者的衣服，用眼睛观察患者的胸廓有无起伏，通常观察约10秒（图2-2）；面部靠近患者口鼻，感觉是否有气流。

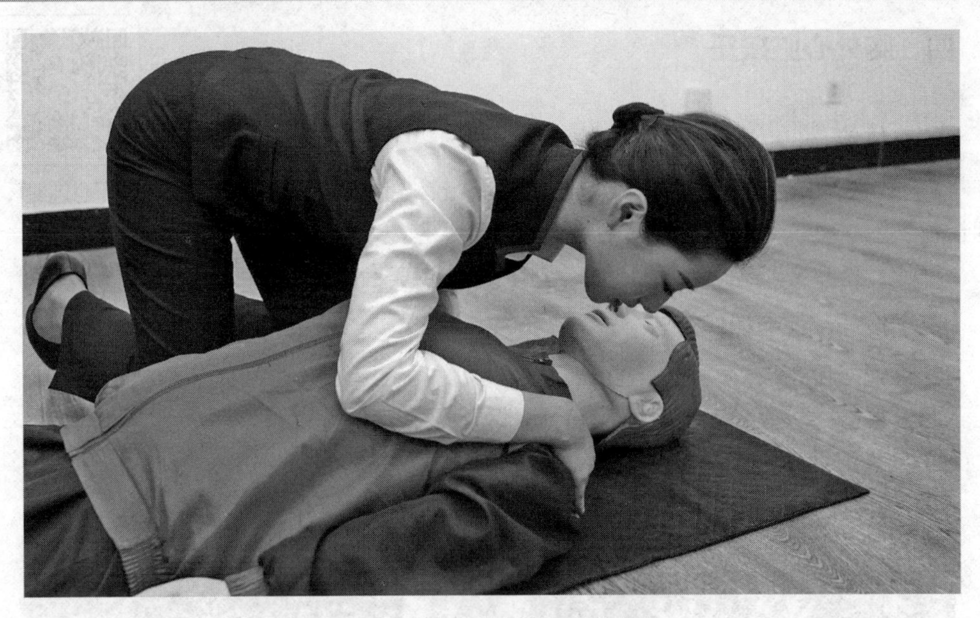

图2-1　心肺复苏判断意识的方法

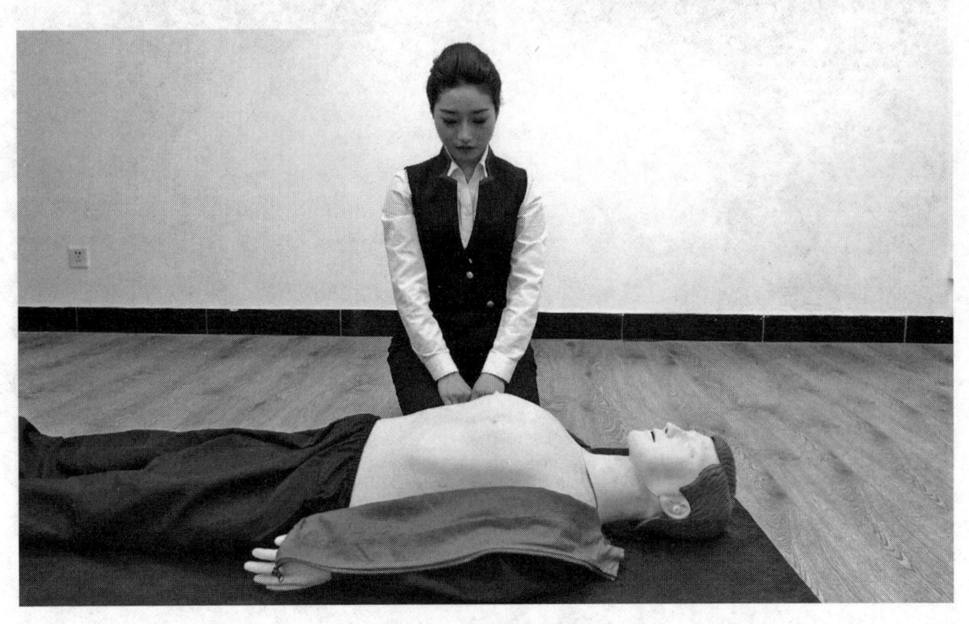

图2-2　判断呼吸的方法

三、呼救

当发现伤病旅客出现心搏骤停后，应立即提醒周围旅客退让，不要围观，并告知其他乘务员立即报告机长和乘务长，请其他乘务员广播请旅客中的医护人员参加抢救。

四、胸外心脏按压

微课扫一扫

（一）体位

（1）成人/儿童　用背负法或其他方法将此人置于坚实的平面上，如机舱过道，取仰卧位，使其头部、颈部和躯干保持在一条轴线上。

（2）婴儿　移动到坚硬的平台上，如餐车或厨房台面上。

（二）按压部位与操作方法

1. 乘务员位置

乘务员跪于患者身体一侧，患者的肩部位于乘务员两膝之间。

2. 成人的定位与操作

（1）按压部位　胸部正中，两乳连线水平（胸骨下半部）处（图2-3）。

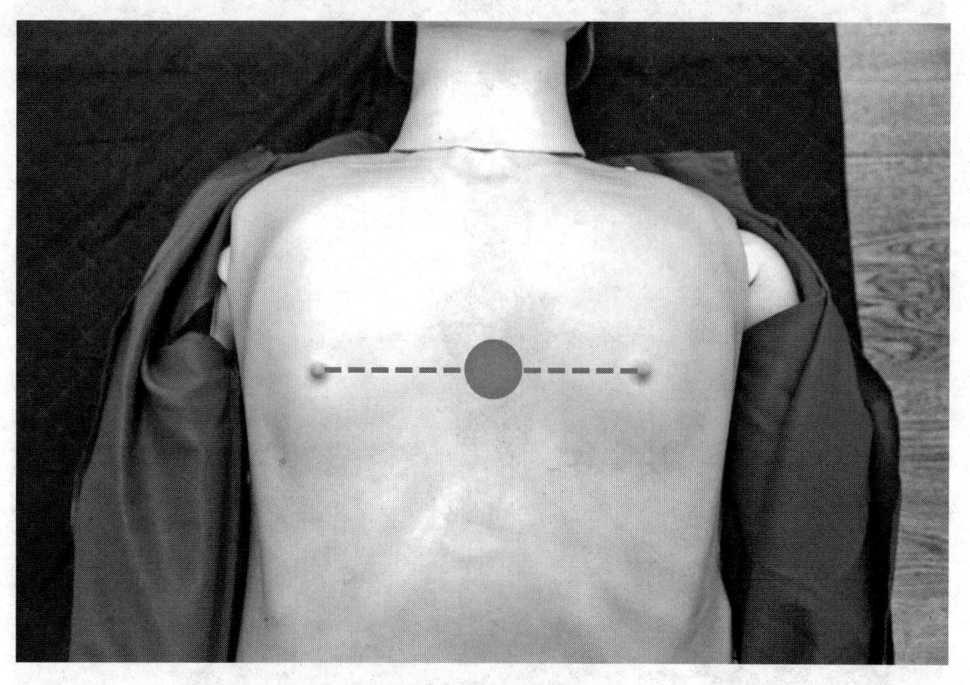

图2-3　胸外心脏按压点

（2）按压手法

① 一只手掌根放在胸骨定位处，另一只手置于定位手的手背上，两手掌根重叠，十指相扣，掌心翘起，手指离开胸膛（图2-4）。

② 上半身前倾，腕、肘、肩关节成一条直线与地面垂直，以髋关节为轴，借助上半身的力量垂直向下用力，进行有节奏的按压（图2-5）。

（3）按压深度　5 ~ 6厘米。

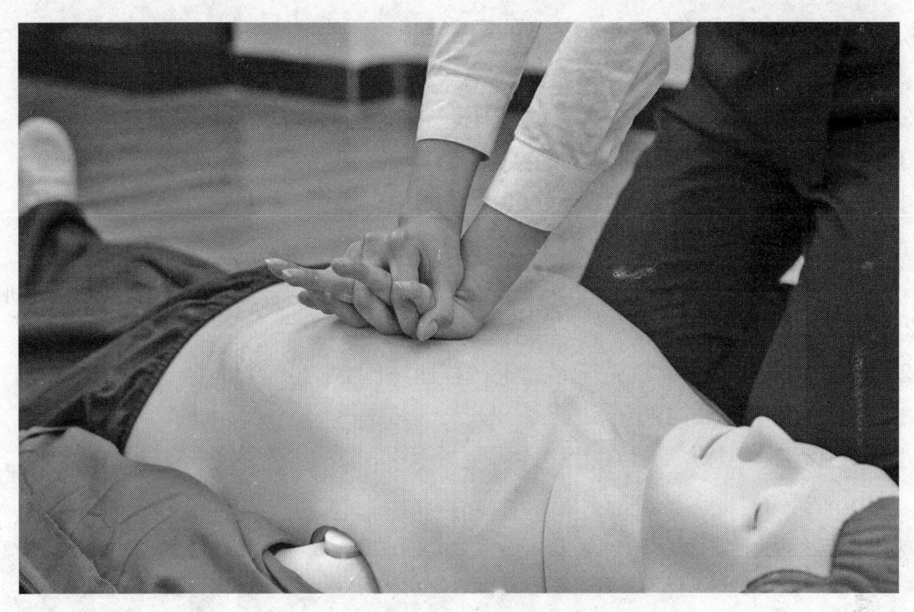

图2-4 按压手法

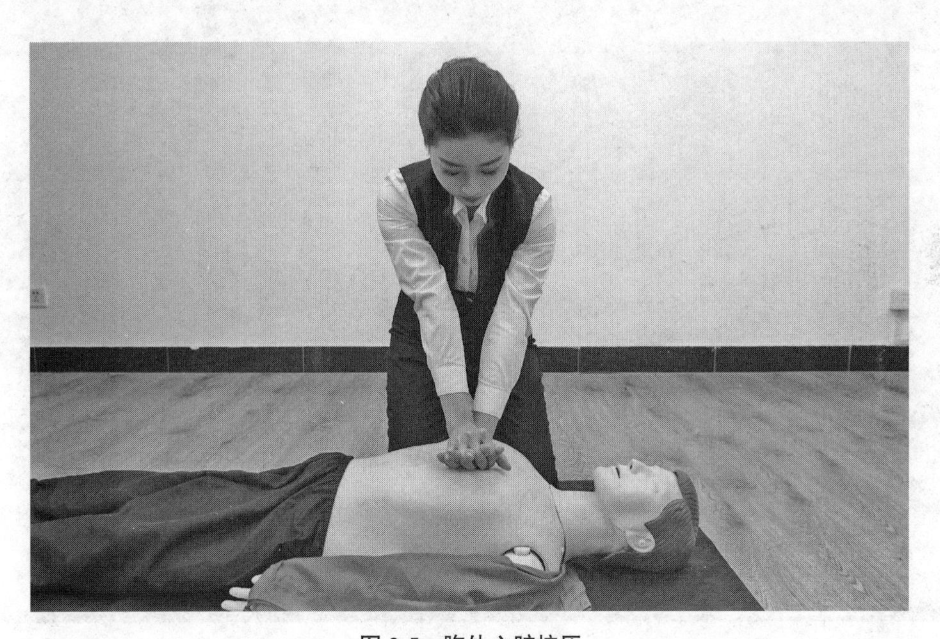

图 2-5 胸外心脏按压

（4）按压频率 100 ~ 120次/分钟。

按压时，需要以双音节大声数出“01、02、03……30”。

每次按压后随即完全放松，让胸廓充分回弹，以保证心脏得到充分的血液回流，按压与放松时间相等，重复此按压与放松的动作。

3. 儿童的定位与操作（1 ~ 12岁的患者）

（1）按压部位　胸骨正文，两乳头连线水平，即胸骨下半部处，同成人。

（2）按压手法　用双手或单手掌根按压。

（3）按压深度　大约5厘米。

（4）按压频率　100 ~ 120次/分钟。

4. 婴儿的定位与操作（1岁以内的患者）

（1）按压部位　食指放在两乳头连线中点定位，中指及无名指合并平贴放在胸骨定位的食指旁。

（2）按压手法　采用中指和无名指进行按压（图2-6）。

（3）按压深度　大约4厘米。

（4）按压频率　100 ~ 120次/分钟。

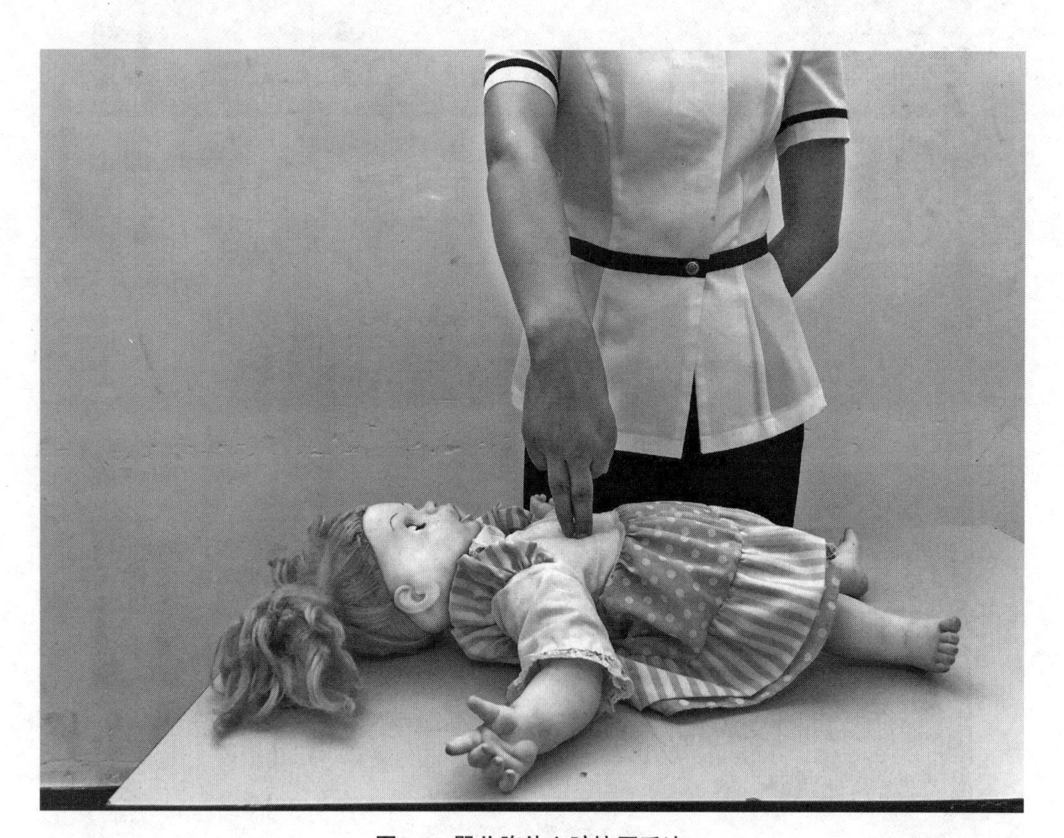

图2-6　婴儿胸外心脏按压手法

五、打开气道

1．清理口腔异物

观察患者口中有无异物（图2-7），如口内分泌物、血液、义齿等。解开患者的衣领扣、领带、围巾、腰带等。

将患者头侧向乘务员一侧45°，乘务员用拇指伸入患者的口腔，压住舌面，其余四指呈握拳状，抵住下颌［图2-8（a）］。乘务员用另一只手的食指伸入口腔，由患者的上嘴角滑向下嘴角，将异物清除［图2-8（b）］。

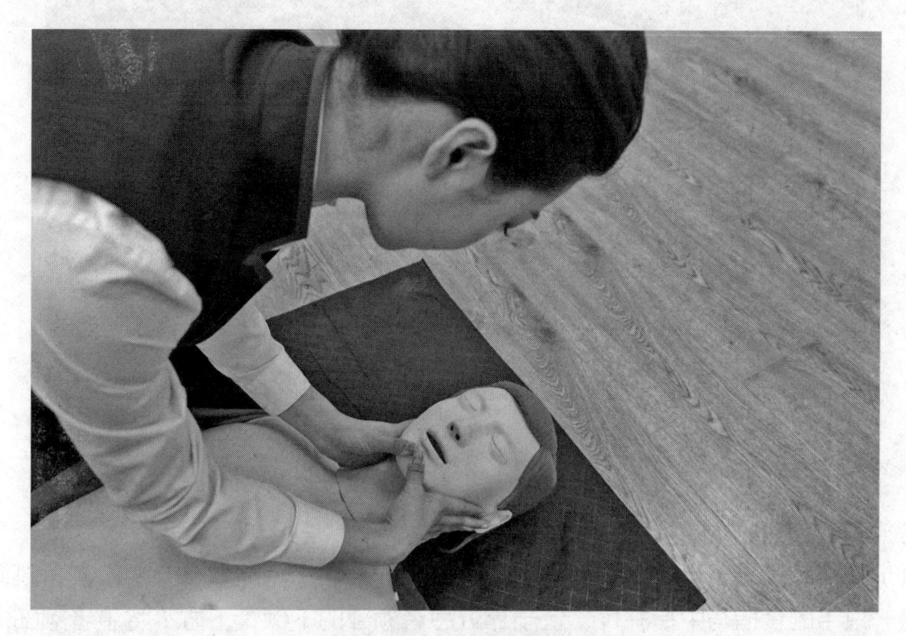

图2-7　观察口中有无异物

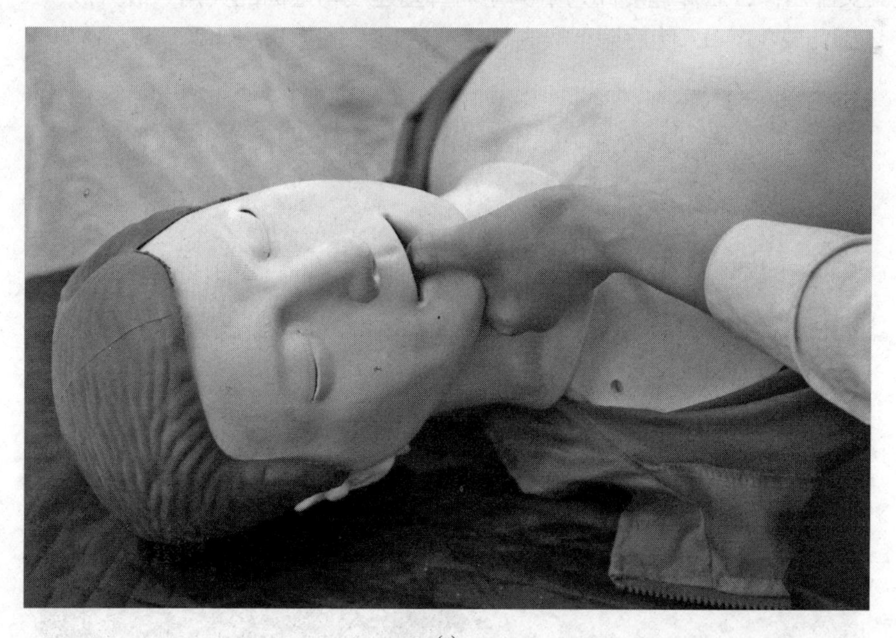

(a)

图2-8

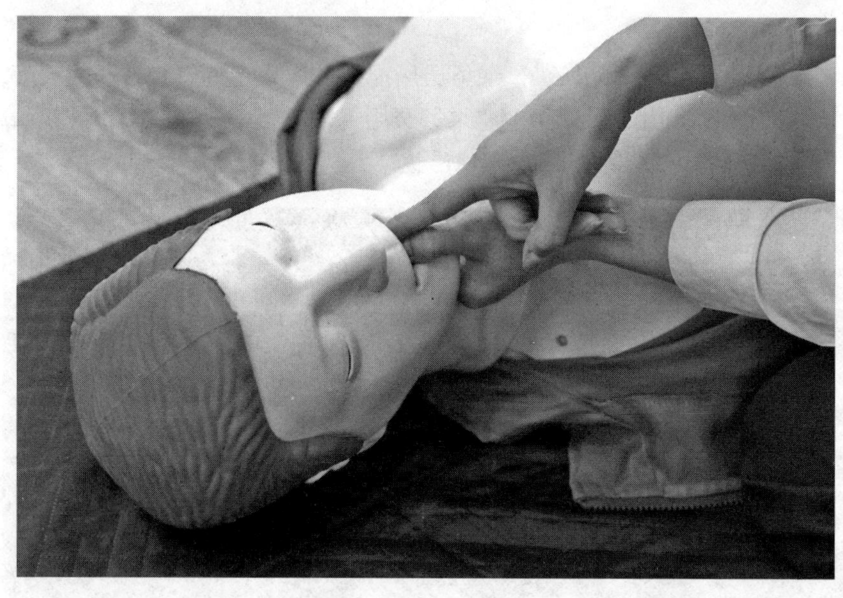

(b)

图2-8　清理口腔异物

2. 打开气道的方法

（1）仰头举颏法　患者仰卧，乘务员一只手的手掌小鱼际置于患者前额，斜向下用力；另一只手的食指与中指并拢，置于靠近患者颏部的下颌骨下方；将患者颏部向前抬起，使其头部后仰，后仰程度即为下颌角与耳垂连线与地面的夹角（成人成90°，儿童成60°，婴儿成30°），使后缩至喉内的舌头抬起，气道不受阻塞（图2-9）。

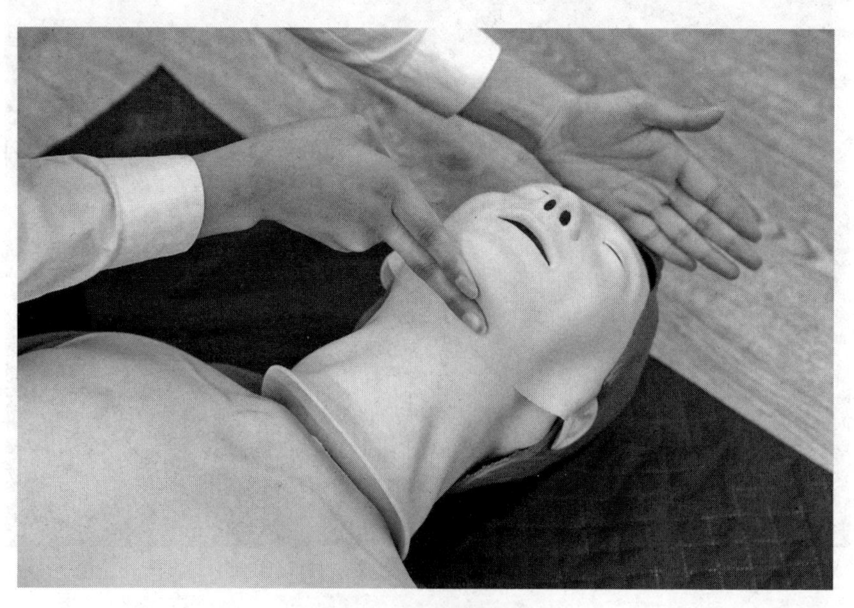

图2-9　仰头举颏法

（2）双手抬颌法　患者仰卧，乘务员用双手从两侧抓紧患者的双下颌并托起，使头后仰，下颌骨前移，打开气道。此法适用于颈部有外伤者。

注意事项：

① 食指和中指不要深压颏下软组织，以免阻塞气道。

② 开放气道要在3 ~ 5秒内完成，在CPR过程中，要自始至终保持呼吸道通畅。

③ 颈部有外伤的患者，不能随意搬动，只能采用双手抬颌法开放气道。

六、人工呼吸

微课扫一扫

一般采用口对口人工呼吸（图2-10），当患者为婴幼儿、患者口部紧闭不能张开或口部严重创伤不宜采用口对口人工呼吸时，可采用口对鼻的人工呼吸方式。

用拇指、食指捏紧患者的鼻翼，双唇包住伤病旅客口唇周围，缓缓将气体吹入（吹气时间大于1秒），吹气量为500 ~ 600毫升。连续吹气两次，以胸廓隆起为宜，避免过度换气。吹气频率为10 ~ 12次/分钟。

人工呼吸时要注意做好防护，使用一次性呼吸膜或单项活瓣嘴对嘴呼吸膜。

CPR过程中，胸外心脏按压与人工呼吸之比为30：2，即按压与吹气之比为30：2。

注意事项：

（1）人工呼吸一定要在呼吸道打开的情况下进行。

（2）向患者肺内吹气不能太急、太多，仅需要胸廓隆起即可。吹气量过大，会引起胃扩张，导致呕吐、误吸；吹气量较少，则通气不足。

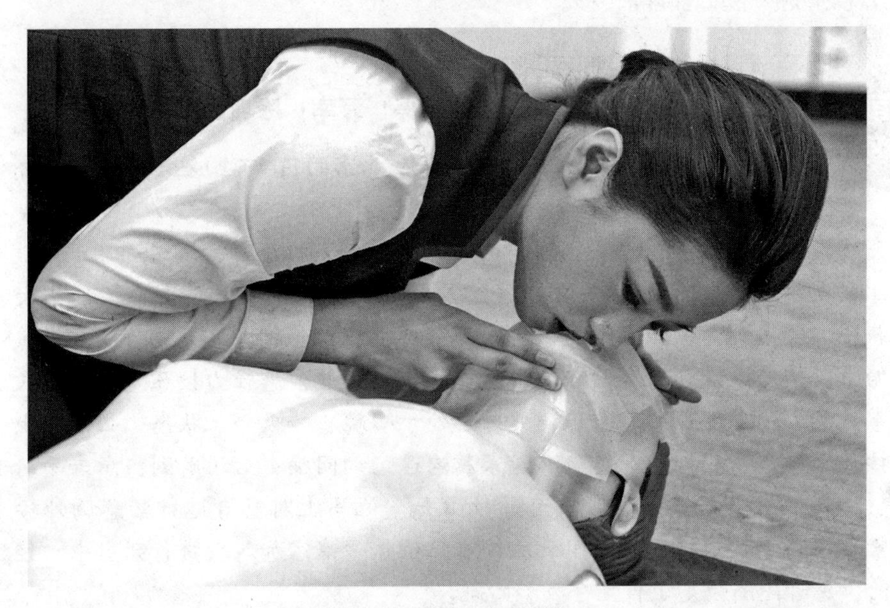

图2-10　口对口人工呼吸

第三节 心肺复苏有效的评定

进行CPR时，每5个循环检查一次呼吸、脉搏。

一、判断心肺复苏结果

从患者的瞳孔、面色、意识、脉搏、呼吸5个方面来判断。

（1）面色、口唇和甲床等颜色由苍白、青紫变为红润。

（2）恢复可探知动脉搏动、自主呼吸。

（3）瞳孔由大变小，对光反射恢复，甚至眼球运动。

（4）眼球能活动，手脚抽动，呻吟。

二、停止心肺复苏的条件

一般而言，进行CPR期间，不能停止，如有下列情况，可考虑终止。

（1）患者恢复自主呼吸及心跳。

（2）专业救护人员到场接替。

（3）现场救护环境危险需转移。

危急！乘客飞机上心搏骤停！万幸！深圳医生施救成功！

2019年2月13日上午，深圳飞往北京的HU7710航班正在万里高空平静地飞行。

突然，洗手间门外有一位60多岁的女乘客晕倒，脸色青紫。这一幕正好被同一航班上的具有35年从业经验的深圳著名外科专家、深圳市医学会会长、华大执行副总裁蔡志明看到。他马上呼唤机组人员，请机组人员打开氧气瓶给患者吸氧；同时，俯下身，仔细检查患者的呼吸、脉搏等情况，并紧急强力按压“人中”穴。情况非常危急，他发现该乘客意识丧失，已处于心跳、呼吸停止状态，必须马上进行胸外按压。蔡志明和机组人员与患者家属沟通，询问病史后了解到，患者平时有高血压、心脏病，其家属随身带有速效救心丹。他马上对患者进行紧急胸外按压复苏、紧急用药等救治措施，期间又陆续有几位热心乘客加入救援行列当中。经过现场救治，患者逐渐恢复了自主呼吸和心跳。

机组人员随后联系了机场地勤医务人员，并在航班落地北京后将患者送往了医院。经过热心乘客和机组人员的及时救治，该乘客顺利脱离生命危险，并及时得到医治。

第四节 自动体外除颤仪

自动体外除颤仪（AED）是为心脏突发病症的第一目击者提供的必要救生工具，用于无意识、无脉搏、无呼吸或不能正常呼吸的患者进行体外心脏除颤。

AED体积小，便于携带，在地铁站、商场、机场等公共场合都设有此设备。AED是为非专业医疗人士提供的救生工具，操作方式简单、直观。一般都有清晰简洁的语言提示，可以明确地指导施救者对患者进行除颤。因此，AED又称为“傻瓜机”。

一、早期除颤

早期电除颤对救治心搏骤停的患者至关重要。除颤每延迟1分钟，抢救成功率降低7%～10%。如心搏停止后1分钟内除颤，存活率可达90%；5分钟后下降到约50%；7分钟后约30%；大于10分钟则希望渺茫。

二、自动体外除颤仪的操作程序

（1）如果患者无意识、无呼吸或不能正常呼吸（即只有喘息），应立即取来AED（图2-11），寻求医疗协助。

（2）立即心肺复苏。

（3）取来AED，开启电源开关，连接电极片。

（4）确保患者胸部皮肤清洁干爽，令电极片紧贴，除去金属物品。

（5）电源开关接通后进行分析，分析时不要接触患者，保持安全距离。

如指示进行电击，则应注意以下几点：

（1）确保没人再接触患者。

（2）按电击指示按钮，继续按照语音操作提示进行操作。

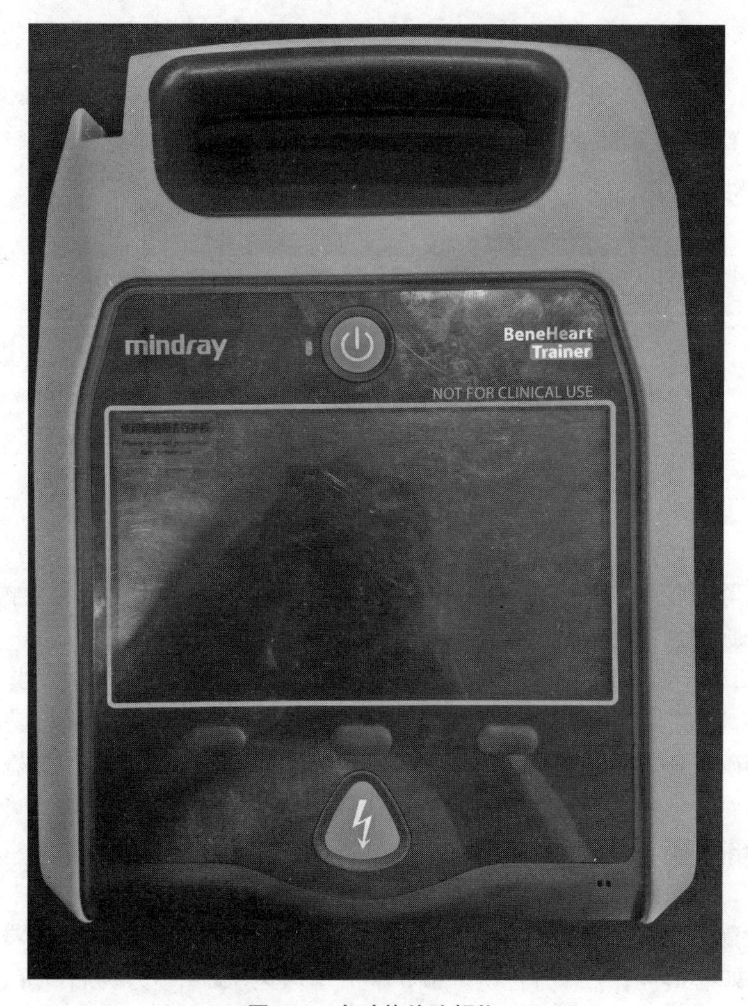

图2-11 自动体外除颤仪

如无指示电击，则应注意以下几点：

（1）立即恢复CPR，以按压30次和人工呼吸2次的比例复苏。

（2）继续按照语音操作提示进行操作。

注意事项：

（1）除颤仪只能在无意识、无呼吸或不能正常呼吸的患者身上使用。

（2）分析时，必须停止接触或移动患者，包括停止CPR，以免影响分析结果。

（3）如果患者在吸氧，需要将氧气设备关掉并移开抢救处。

章节练习题

1. 在何种情况下需要给伤病旅客进行心肺复苏？
2. 请简述心肺复苏的操作步骤。

3. 如何判断心肺复苏的结果?

拓展思考题

1. 如果在生活中，遇到有人心搏骤停，你会如何做?
2. 请与你的同伴分享一下学习心肺复苏术后的感想。

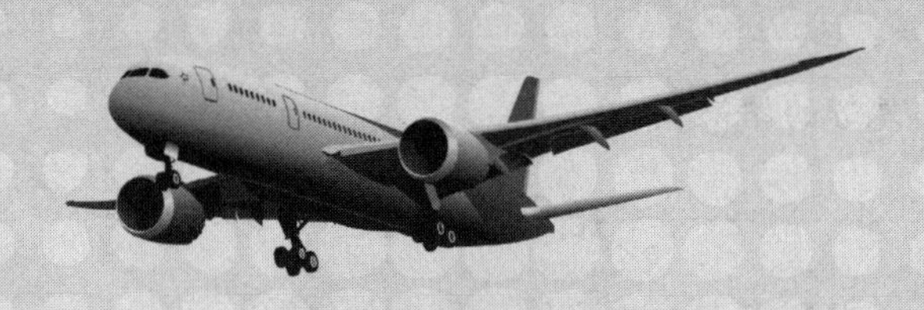

第三章

客机上常见病症

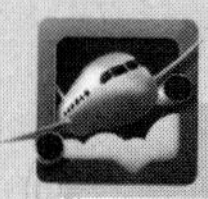

学习指南

- **知识目标：** 掌握客机上常见病的症状及处置。
- **能力目标：** 能够根据患者症状确定处置方法及程序。
- **素质目标：** 培养学生将仁爱、奉献、爱岗敬业、服务他人等美好品质扎根于心的品质。让这种品质潜移默化，与社会主义核心价值观相契合。

第一节 腹痛

一、症状

（1）疼痛：局限性的或弥漫性的。
（2）恶心，呕吐。
（3）腹胀、腹泻或便秘。

二、处置

（1）让患者尽可能地处于舒适体位。
（2）保持呼吸道畅通，处理好呕吐物。
（3）如果呼吸困难，则给予吸氧。
（4）禁食、禁饮。
（5）为休克患者提供急救。
（6）未明原因，禁服止痛药。

第二节 晕机

一、症状

（1）疲乏，头晕，面色苍白，出冷汗。
（2）恶心，较严重时出现呕吐。

二、处置

（1）准备干净的清洁袋备用。

（2）帮助旅客把座椅调整到躺卧位，告诉旅客保持紧靠椅背不动，闭目休息，同时深呼吸。

（3）打开通风口，解开衣领，使呼吸顺畅。

（4）可能时把旅客调整到座舱中部。

第三节 压耳

一、症状

（1）疼痛。

（2）耳鸣，听力下降。

（3）头晕。

二、处置

（1）鼓励患者做吞咽动作，打呵欠，嚼口香糖。

（2）指导患者学会捏鼻鼓气法。如果有上呼吸道感染，禁止用此法。

第四节 心脏病

一、症状

（1）心前区疼痛：短时间内出现压榨感或窒息感。

（2）脉搏加快变弱，心律不齐。

（3）伴有出汗、心慌、气短、面色苍白，严重时昏迷 。

二、处置

（1）立即让患者安静卧位休息，并尽快给予吸氧。
（2）松开紧身衣服。
（3）帮助患者服下自备的药，舌下含服硝酸甘油。
（4）如出现心跳呼吸停止，应进行CPR。
（5）密切观察、关心和安慰患者。
（6）及时寻求医务人员的帮助。

新闻链接

77岁老人客机上心脏病突发　机组人员展开“空中救助”

“您放心，我们机组全体成员一定全力救助阿姨。”2019年1月23日，三亚至哈尔滨航班CZ6147起飞后55分钟，一名77岁的老人突发心脏病。在紧急时刻，中国南方航空集团有限公司（简称南航）乘务长孙可佳立即展开紧急救助。40分钟后，老人转危为安。

“报告乘务长，前舱一位老年旅客突发心脏病。”听到乘务员的报告，孙可佳快步走到患病旅客身边，俯下身子轻声询问：“阿姨，您能听到我说话吗？哪里不舒服？”老人双目紧闭，面色苍白，一句话也说不出来，旁边照顾老人的儿子哽咽道：“我母亲心脏病犯了，你们一定要救救她……”

“您放心，我们机组全体成员一定全力救助阿姨。”孙可佳说完后，立即安排两舱乘务员帮助取氧气瓶，并报告机长，广播找医生。在客舱里，孙可佳一边安抚老人及家属，一边向老人的儿子了解情况。通过询问，孙可佳得知该旅客随身携带的包里有丹参滴丸和速效救心丸。她迅速让老人含服速效救心丸。不久，乘务员取来了氧气瓶，孙可佳便把面罩轻轻地罩在老人的口鼻处。

此时，通过客舱广播也寻找到旅客医生王琳杰。当时，老人的脉搏非常微弱，王琳杰立即指导孙可佳和她一起按摩旅客的手部、足部反射区和腋下部位，并持续为老人吸氧。1分钟、2分钟……时间一分一秒地过去了，经过40分钟的持续按摩和吸氧，老人的面色逐渐好转，现场所有人都稍稍松了口气。

当天下午4点53分，飞机即将降落哈尔滨太平国际机场前，飞行机组通过联系航空管制部门，为老人呼叫了救护车。落地之后，一条绿色通道已经为老人让开，舱门开启后第一时间，医护人员登机为老人做心电图检查，老人的血压、心电平稳。随后，乘务组和地面工作人员一起将老人送上了救护车。

第五节 急性酒精中毒

一、症状

（1）呼出的气体中有酒精气味。
（2）嗜酒。
（3）部分或完全的意识丧失，失去判断力。
（4）脸红，继而变苍白。
（5）脉搏跳动强烈，随后变弱，如同沉睡般的呼吸。
（6）意识不清，讲话含糊，运动协调能力下降。
（7）恶心，呕吐。

二、处置

（1）不允许患者再喝酒。
（2）提供无酒精的饮料，不要提供含咖啡因的饮料。
（3）鼓励患者进食，特别是高蛋白食品如花生仁等。
（4）鼓励患者睡觉。
（5）休息时注意保暖。
（6）提防呕吐或抽搐。
（7）观察生命体征。

第六节 烧伤

一、一度烧伤

1. 症状
（1）局部呈红斑，轻度红、肿、热、痛、干燥，无水疱。

（2）呈中度肿胀。

（3）伤部明显疼痛或触痛。

2．处置

（1）用凉水冲或冰敷伤部以减轻损伤和止痛。

（2）拭干患部后，敷上烧伤药或敷料后包扎上（脸部不包）。

（3）如有需要，轻轻地绑上绷带。

二、二度烧伤

1．症状

（1）破的或鼓起的水疱，基底均匀发红或苍白。

（2）皮肤深红或有点红。

（3）水肿。

（4）皮肤潮湿。

（5）疼痛（越痛烧伤度越轻）。

2．处置

（1）未破的水疱：泼上冷水直至疼痛消失，用湿的绷带轻轻地绑扎。

（2）已破的水疱：不要在破的水疱上加水（会增加休克和感染的危险），用干的消毒绷带包扎，将烧伤肢体轻轻地抬起。

（3）为防止脱水要经常小量给予口服含盐水分、水或饮料。

三、三度烧伤

1．症状

（1）皮肤深部损伤，颜色发白，焦黄炭化，干燥，无水疱，无弹性，焦痂下水肿，拔毛及针刺无痛。

（2）组织或骨骼可能暴露。

（3）皮肤苍白，呈蜡样改变。

（4）可能休克，痛觉消失。

2．处置

（1）不可用水冲或任何冷敷，不要试图去除伤部的沾染物（将衣服留在烧伤的皮肤上，不要强行去除烧伤部位的各种物质）。

（2）用干的消毒敷布敷在伤部并加以包扎，为休克患者提供急救。

第七节 晕厥

一、症状

1. 昏厥前

（1）脸色苍白。

（2）头晕，虚弱，皮肤湿冷。

2. 昏厥

（1）很快失去知觉。

（2）浅呼吸，脉搏细弱，或快或慢，出汗。

二、处置

1. 昏厥前

（1）把患者置于头低脚高体位。

（2）松开紧身衣物。

（3）对额头进行冷敷。

2. 昏厥

（1）将患者置于头低脚高体位。

（2）松开紧身衣。

（3）吸氧。

（4）如果患者有呼吸和心跳，可用掐人中的方式促其清醒。

（5）额头进行冷敷。

（6）当患者恢复知觉时，消除其疑虑并提供热饮料。

（7）观察生命体征。

注意：如果失去知觉的时间较长，则应立即通知机长，并考虑其他严重情况。

一乘客客机上昏厥　急救后飞机提前15分钟降落

“可敬的是素不相识的乘客及机组人员的援手相助，特别是机组人员的付出！可喜的是患者的先生打电话告诉我，患者已脱离危险！拜托想办法感谢5月6—7日MU778悉尼飞往昆明的全体机组人员。”2018年5月8日，云南律师刘胡乐的一条微信吸引了记者注意。

据刘胡乐介绍，5月7日凌晨02：30，他邻座的一名中年女乘客陈女士拍他的肩膀将他惊醒。“开始以为她要上洗手间，我起身让道，结果不见动静。随后突然看见她捂着胸口说了一句‘我喘不过气来’，我再问她话时她就倒了下去，好像没了呼吸。”

刘胡乐一边按呼唤铃，一边掐女乘客的合谷穴。“相当痛的穴位她居然没反应，经多次强力猛掐合谷穴位，总算有了反应，患者舒了口气！”

随后，中国东方航空集团有限公司执飞该航班的乘务长刘红坤赶来急救，松衣、冰敷、上氧气，一气呵成；同时客舱广播也开始寻找医生，一位曾在ICU病房值班的护士何女士赶来为患者测量血压、脉搏、听诊；机长也前来观察，并表示随时可以备降。在大家的努力下，陈女士病情有所缓解，身体指标逐步恢复，她表示可以坚持继续飞往昆明。在征求护士何女士专业的意见后，机组决定继续飞行，但随时做好备降准备；同时机长联系空管部门，申请直飞昆明，并通过卫星电话联系陈女士家属，告知情况并安慰家属不必过于担心。“其间空乘人员刘小姐照顾左右没有离开，何女士始终坐在患者面前监测。”刘胡乐说。

最后，飞机终于在昆明长水国际机场降落，比航班预计时间提前了15分钟，早已等候在停机坪的救护车迅速登机接走患者。

第八节 中暑

一、症状

（1）体温高，皮肤热、红、干燥。

（2）呼吸、脉搏紊乱。

（3）可能抽搐。

（4）意识丧失。

二、处置

（1）将患者安置于阴凉通风处。

（2）降低体温，如在腹股沟、腋下、颈部进行冷敷。
（3）如有必要，提供氧气。
（4）观察生命体征。
（5）为休克患者提供急救。

第九节 毒品中毒

一、症状

（1）行为动作失去协调，瞳孔大小异常。
（2）出现幻觉、恶心。
（3）疼痛的敏感性降低。
（4）昏迷。
（5）对光、声音、温度等敏感。
（6）抽搐。
（7）呼吸减弱。

二、处置

（1）检查生命体征。
（2）提防呼吸停止、呕吐、抽搐。
（3）如有必要，给予吸氧。
（4）与患者交谈，以得到他/她的信任并帮助保持意识清醒，询问患者的病史。
（5）不给予含咖啡因的饮料。
（6）为休克患者提供急救。
（7）随时观察生命体征。

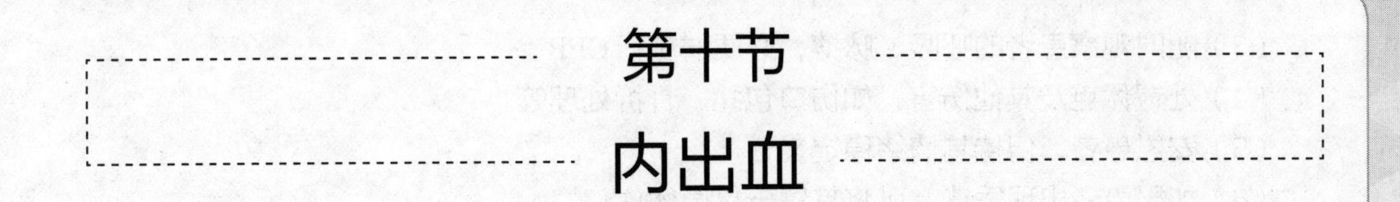

第十节 内出血

一、分类

脑出血、胃出血、肝脾破裂出血、宫外孕破裂出血以及各类情况引起的其他脏器组织的出血。

二、症状

1. 脑出血

脑出血多见于45 ~ 60岁的高血压患者，常有头痛、眩晕、耳鸣、手脚发麻、舌头僵硬（发音不清）、面色潮红、呼吸困难、半身麻木、痉挛、呕吐、尿失禁、打鼾、偏瘫、双侧瞳孔不等大不等圆、意识逐渐模糊以至昏迷不醒。

2. 胃出血

患者上腹部疼痛，面色苍白，唇色淡，呈痛苦面容，可有黑便，吐出暗红色或咖啡色的血，并伴有胃内容物。

3. 肝脾破裂出血

早期可有腹痛，面色苍白，脉搏细而无力，曾有肝脾部位的外伤史。

4. 宫外孕破裂出血

患者一般为育龄期的女性，面色苍白，大汗淋漓，痛苦面容，下腹部剧痛。

三、处置

内出血患者均须尽快转送地面进行手术治疗，在飞机上，可按以下步骤处理。

1. 脑出血

（1）维持患者的原有体位，禁止搬动，保持呼吸通畅。

（2）吸氧，注意保暖。

（3）头部冷敷以减少出血量。

（4）报告乘务长和机长，实行全航程监护。

2. 其他内出血

（1）保持呼吸通畅。

（2）禁止服用止痛片，禁止进食、饮水。

（3）随时观察患者的呼吸、脉搏，必要时施行CPR。
（4）处置休克及其他伤害，如伤口包扎、骨折处理等。
（5）安慰患者，保持其情绪稳定。
（6）如果患者出现昏迷，可将其置于复原体位。
（7）报告乘务长和机长，实行全航程监护。

第十一节 脑卒中

卒中俗称中风，是由于脑局部血液循环障碍所导致的神经功能缺损综合征，是引起中老年死亡的主要原因之一。脑卒中一般分为缺血性脑卒中和失血性脑卒中。

一、缺血性脑卒中

1. 症状

（1）头痛、头晕，意识不清。
（2）手足失灵或瘫痪，麻木（通常限于身体一侧）。
（3）昏倒。
（4）面瘫且失去语言表达能力（经常是在脸部的一侧），讲话模糊不清。
（5）双瞳孔不等大，视力障碍。
（6）脉搏跳动快速、有力。
（7）呼吸困难，打鼾。
（8）恶心，抽搐，昏迷。
（9）大便、小便失禁。

2. 处置

对意识清醒的患者：
（1）让患者保持镇定，确保呼吸道通畅。
（2）如果必要，则给予吸氧。
（3）禁食、禁饮，注意保暖。
（4）保持与患者的眼睛接触，与其缓慢和清晰的对话。
（5）观察生命体征。
对意识丧失的患者：
（1）保持呼吸道通畅。

（2）供氧，注意保暖。

（3）观察生命体征。

二、失血性脑卒中

症状及处置同脑出血。

73岁老人飞机上突然中风（卒中）！客机紧急备降，爱心接力

2019年3月7日，南航CZ6754班机从上海飞往海南三亚航班上张先生起身进了机舱卫生间，但较长时间没有出来。

张先生的女儿有点着急，在乘务员的帮助下打开了卫生间的门。她尖叫一声，只见73岁的张先生瘫倒在地，嘴角歪斜，还流着口水。“我当时的第一感觉就是父亲中风了。”张女士说。

空乘人员立即广播寻求医护人员的帮助，可当天的飞机上没有专业医护人士。此时，航班正好经过广州空域。张女士和乘务员沟通，希望备降广州让老人得到及时治疗。航班乘务长立即报告机长，并通过广播向飞机上乘客们进行了简单说明。令张女士感动的是，整个飞机上乘客都没有异议。一场拯救生命的爱心接力由此开始。

当天下午2点左右，飞机备降广州，“120”急救车已到场等候。“120”迅速把张先生就近送到了广州某医院接受紧急治疗。

……

客机的及时备降、“120”的快速转送、医护人员的紧密医治等多方的爱心接力，让张先生的生命得以从死神手中抢回。

第十二节 深静脉血栓栓塞

深静脉血栓栓塞（DVT）又称为经济舱综合征。DVT可分为小腿DVT和髂-股DVT。

一、症状

（1）初期　大腿及小腿部位发红、肿胀及发痛。臀部以下肿胀，下肢、腹股沟及患侧腹壁表浅静脉怒张，皮肤温度升高等。

（2）严重　下肢血栓可移动至肺血管，引起肺栓塞，出现呼吸困难、胸痛等，严重者猝死。

二、处置

（1）报告乘务长、机长，寻求医疗协助。

（2）原位休息，避免走动。

（3）密切观察生命体征，如发现呼吸停止，立刻实施CPR。

（4）注意病情的变化，如发现肺栓塞应密切监护。

第十三节　癫痫

一、症状

（1）肌肉僵硬，通常持续几秒至几分钟，随后可能发生抽搐。

（2）在僵硬期间，患者的呼吸可能会停止，咬自己舌头或大小便失禁。

（3）脸色或嘴唇发青。

（4）口吐白沫或流口水。

二、处置

（1）不要试图使其静止，不要试图搬动患者，不要试图在患者的上下牙齿之间放置任何东西。

（2）保护好患者使其不要受伤，抽搐时解开安全带，移走其周围的锐利物品，并在其周围垫上枕头。

（3）如果患者呕吐，则应给予方便呕吐的姿势，让其呕吐。

（4）在抽搐结束之后，检查生命体征。

（5）保持休息，如需要的话，则给予吸氧。

（6）提供安静的环境，保护患者不受困扰。

注意：症状往往是随着时间的推移而逐渐减弱的，如果发作时间超过10分钟或反复发作，则要尽快获得医疗帮助。

新闻链接

紧急备降！乘客在飞机上突发癫痫　万米高空生死急救

2017年9月12日，南航一架从贵阳飞往揭阳的航班上，一名女乘客在万米高空突发癫痫。危急时刻，一名医生乘客挺身而出，与飞机上的乘务人员一起对这名发病乘客进行了紧急救治。万米高空随即上演了一场惊心动魄的救援。

据了解，这架航班号为CZ8550的航班于当日17点25分从贵阳起飞，前往揭阳潮汕国际机场。在起飞40分钟后，机舱内突然传来一阵骚动，一名女性旅客突发癫痫，口吐白沫，浑身抽搐，情况一度十分危急。她的同伴立即将该情况向乘务人员反映。

南航汕头航空有限公司乘务员闪晶晶回忆道：事情发生后，我立即拿了急救药箱、氧气瓶和应急包赶过去，协助医生乘客实施抢救。

经过一番紧急抢救，患者的生命体征正常，但还是会无意识地持续癫痫。为进一步救治患者，在医生的建议下机长立即决定备降广州白云国际机场。

万米高空，一场惊心动魄的救援。幸运的是，在全体机组人员和医生乘客的共同努力下，患者最终脱离了生命危险。

第十四节　失压病

一、症状

（1）关节和关节周围疼痛。
（2）腹部产生灼痛。
（3）皮肤出疹，刺痛，发痒。
（4）对冷、热的感觉敏感。
（5）中枢神经系统受影响，视力障碍、头痛。

二、处置

（1）避免运动。
（2）受影响的身体部位避免活动。
（3）在飞机降低飞行高度之后，上述症状可能缓解。
（4）为休克患者提供急救。

第十五节 呼吸病症

一、症状

呼吸困难，经常伴有喘息声。

二、处置

（1）帮助患者服用自身携带的药物。
（2）安慰患者，因为患者的焦虑会加重气喘病的发作。
（3）可以提供氧气，但不必长时间连续供氧。
（4）如病情严重，则按严重疾病处置程序处置。

新闻链接

旅客呼吸困难　客机备降抢救

2015年7月20日下午三点多，在北京飞往长沙的MF8668航班上，一位高龄女性旅客突然呼吸困难，情况危急。厦门航空有限公司（简称厦航）当即决定紧急备降郑州，并通过地面签派人员告知郑州场站和当地机场指挥室协调做好相关保障工作。

16：05，航班安全落地，所有保障工作就绪。16 ：08飞机开舱，医务人员立即上机展开抢救。当时旅客已处于半昏迷状态，不能进行交流，同行的女儿对老人病情也了解较少，只知道有慢性肾衰竭。医务人员随即决定将旅客转至港区第一人民医院抢救治疗。

因客舱过道较窄，担架无法转弯，且老人无法躺下，厦航工作人员积极配合医务人员，将发病旅客抱下飞机，并送上急救车。同时协助相关人员取出旅客的托运行李。

到达医院后，老人已全身浮肿，监测显示体内严重缺氧。经过紧急抢救，16 : 50旅客终于转危为安，情况逐渐好转。

第十六节 过度换气

一、症状

（1）呼吸深而急促。

（2）头晕目眩、昏厥。

（3）手、脚、嘴唇麻木和发抖，肌肉僵硬、痉挛，常发生在手部、腿部。

（4）失去平衡。

（5）可能意识丧失。

二、处置

（1）通过高声讲话，让患者有意识地放慢呼吸的速率。

（2）为患者提供清洁袋，罩在口鼻处进行呼吸。

（3）如果患者坚持认为自己需要氧气且不能安静下来，则给予活动式氧气瓶的面具，但不要开启氧气。

注意：如果不能确定是过度换气还是呼吸系统疾病，则给予氧气，因为氧气不会加重病情。

南航空姐的抱抱

2017年1月19日上午8点05分，南航深圳公司的CZ6237深圳飞往西安的航班上，在落地前25分钟，一位坐在31排女旅客呼吸急促、浑身发抖、大汗淋漓，手指蜷缩，无法伸直，并伴有剧烈呕吐。得到消息后，乘务长庄雪丹和乘务员廖璨立即赶到旅客身边。此时该旅客已经出现了过度换气的症状，且精神极度紧张。

庄雪丹立即打开31排所有空调通风口，引导该旅客调节呼吸节奏，并为其按摩双手和手臂。头等舱乘务员赵洪荟报告机长后及时送来冰块、冰毛巾以及温水。乘务员不停地用冰块和冰毛巾擦拭该旅客的额头、颈部和耳后部为其降温，乘务长与其聊天来缓解其紧张情绪。

此时，这名患者一直颤抖着对乘务长说："姐姐别走，别丢下我。"此时距离预计的落地时间还有15分钟左右。乘务长决定让其他乘务员都回原位就座，自己留下陪伴该旅客。

在最后的下降和着陆过程中，该旅客惊恐不已，浑身战栗。庄雪丹半跪在旅客身前，右手抱住旅客不停地抚摸其后背，左手穿过其安全带尽量固定住自己，直至飞机落地。

第十七节 鼻出血

一、症状

鼻孔流血。

二、处置

（1）患者的头稍微前倾。

（2）捏住鼻子，以控制出血，施加压力不少于10分钟。

（3）冷敷鼻部的周围。

（4）让患者休息好。

（5）提醒患者不要擤鼻。

注意：如果怀疑头部、颈部或背部受伤，请不要尝试控制流血。相反，要固定患者的头部并保持安静。

第十八节 体温过低

一、症状

（1）体温降低。
（2）自己不能控制的寒战，感觉麻木、虚弱、头晕。
（3）昏昏欲睡和意识不清。
（4）判断力和视力障碍，呼吸、脉搏迟缓。
（5）失去知觉。

二、处置

（1）脱离冷的环境，防寒、防风、防雨。
（2）脱掉湿衣物，并换上干燥的衣服和毛毯。
（3）通过紧紧地靠着患者或在患者躯体、腋下和腹股沟处进行热敷来缓慢地温暖身体。
（4）提供热饮，但不能喝酒。
（5）如有必要，给予氧气。
（6）为休克患者提供急救。

第十九节 眼睛受伤

一、揉伤

1. 症状
（1）充血及烧灼感。
（2）视物模糊，流泪。

2. 处置

（1）轻轻直接压迫伤口。

（2）用水冲洗，用干燥的消毒绷带轻轻地包扎眼睛。

二、漂浮物

1. 症状

（1）明显可见异物，充血、灼痛。

（2）流泪。

2. 处置

（1）翻起上眼睑，让患者向下看。

（2）用湿的纸巾角轻轻地沾出异物。

（3）用凉开水冲洗眼睛。

三、穿透性的异物

1. 症状

明显可见的异物，疼痛。

2. 处置

（1）让患者平躺，不要取出异物。

（2）在异物和眼睛上放个合适的物品，如杯子、勺子等，不要让异物移动。

（3）用绷带轻轻地包扎双眼。

第二十节 背部和颈部受伤

一、症状

（1）疼痛，一侧或两侧肢体出现功能障碍。

（2）背部或颈部骨折。

（3）手臂、腿部有麻木或针刺的疼痛感。

二、处置

（1）不要移动患者，必要时固定，让患者安静地休息。
（2）颈部受伤时不要抬起头。
（3）注意保暖。
（4）通知乘务长和机长，实施全航程监护。

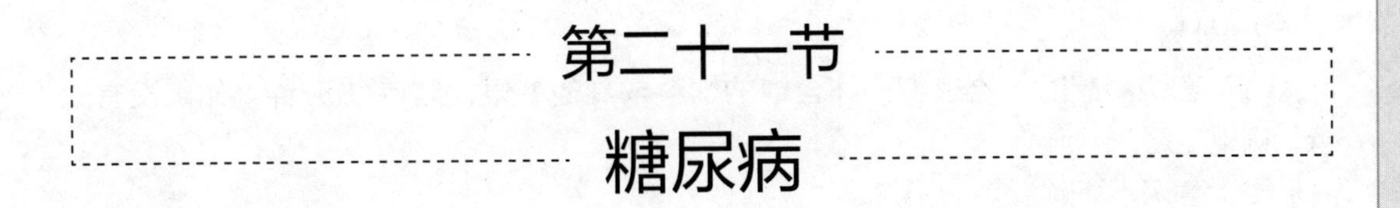

第二十一节 糖尿病

糖尿病是一种由于体内胰岛素的绝对或相对分泌不足而引起的以糖代谢紊乱为主的全身性疾病。糖尿病会引发多种并发症，这些并发症主要有糖尿病性昏迷和胰岛素性反应。

一、糖尿病性昏迷

1. 症状

昏迷前，下列症状和体征逐渐出现：口干和极度口渴，腹部疼痛或呕吐，逐渐增加的焦虑不安，意识不清，随后不省人事。

急性昏迷有如下症状：
（1）呼吸深、叹息样。
（2）脉搏细弱。
（3）皮肤干燥，发红或发热。
（4）眼睛凹陷。
（5）呼吸中有丙酮气味（似烂苹果的甜味）。

2. 处置

（1）向患者询问有关病史。
（2）帮助患者服用其随身携带的口服药物。
（3）如有必要，给予吸氧。
（4）检查生命体征。
（5）立即通知机长，并且尽可能快地得到医务人员的帮助。

二、胰岛素性反应

1. 症状

（1）头晕，头痛，昏厥，抽搐。

（2）异常的敌对行为或侵略性行为。

（3）呼吸急促变浅，脉搏跳动快速有力。

（4）强烈的饥饿感。

（5）皮肤苍白，湿冷，出汗过多。

2. 处置

（1）意识清醒时　给患者一杯含糖的饮料或其他糖果，等待15分钟，如果没有改善，则重复之。

（2）意识不清时

① 缓慢地将1 ~ 2包砂糖放入患者口内，避免给予液体。等待15分钟，如无好转，则重复之。

② 如有必要，给予供氧。

③ 观察生命体征。

注意：当患者昏迷，原因不明确时，可先给予补糖。当患者清醒时，再询问病史，判断是高血糖还是低血糖来决定是否给糖。

小贴士

糖尿病患者乘坐飞机要注意什么

糖尿病患者乘坐飞机是有一定风险的，在某些情况下强行乘坐飞机会带来生命危险。有些糖尿病患者容易晕机，这些人最好不要乘坐飞机，因为晕机会带来血糖的大幅度波动。那么，糖尿病患者乘坐飞机要注意什么呢？下面一起来看看吧。

（1）选择过道的位置　在预订座位时，糖尿病患者最好选择靠走道的座位。因为连续飞行数小时会增加血栓的危险，糖尿病患者应该多活动。

（2）糖尿病患者要避免匆忙登机　匆匆忙忙及飞行前的压力，会引起血糖升高。乘坐飞机需要办理值机、行李托运、安检等一系列手续，国内航班一般需要提前90分钟到达机场，国际航班一般至少需要2小时。为此，糖尿病患者应该留足时间，从容登机。

（3）乘机前测血糖　在乘飞机前测量一下自己的血糖水平，并按要求定时使用降糖药物，使血糖保持在正常的水平，避免出现意外。也可在登机前适当服用抗晕止吐药物，避免晕机。

（4）自备饭菜和小吃　航空公司提供的正餐或小吃有可能不适合糖尿病患者，所以最好自备合适的食物，放在随身携带的包中，以避免血糖因食物摄入不当而波动过大。因航班有时会延误或晚点，准备点小吃能预防低血糖。

（5）及时补充水分　糖尿病患者在飞机上应该多饮水，最好每小时饮一次矿泉水，避免机体缺水。如果是长途(3小时以上)飞行，则应该适当进食，以抵挡飞行负荷所构成的能量消耗。

（6）胰岛素要随身携带　糖尿病患者可以携带足够量的胰岛素制剂，以及带针头的皮下注射器，但可能需要出示医疗证明。通常乘坐飞机时会遇到托运行李的情况，对于糖尿病患者来说，如果是注射胰岛素维持血糖，那么胰岛素千万不可放在托运行李中，一定要随身携带。由于飞机的飞行高度往往在高空，因此托运行李舱内的温度和客舱的温度是有很大差别的，胰岛素经过托运很有可能导致失效。再加上如果遇到长途旅行、飞机餐进食等情况，糖尿病患者往往需要注射胰岛素，这就更需要将胰岛素随身携带。

（7）带电子表提示服药时间　糖尿病患者要佩戴有闹铃的电子表。糖尿病患者如果在飞机上待的时间长，最好登机后在飞机上睡觉或看电影。为了不耽误服药或注射胰岛素，可戴一只有闹铃的电子表，把闹铃拨在确定的时间上，让电子表按时提醒自己，这样即可安心休息，又不延误治疗。

（8）勤活动双腿　糖尿病患者在飞机上每30分钟最好活动一次双脚，具体动作为：①双脚跟着地，脚趾尽量上翘。②一只脚慢慢地抬起，用脚趾在空中画圈，之后换另一只脚，重复动作。③脚趾着地，一只脚跟尽量上抬。换另一脚，重复动作。

（9）糖尿病患者要正确处理晕机　晕机的糖尿病患者要在登机前30分钟服用苯海拉明片、姜片等。登机后眼睛不要欣赏舷窗外的景色，以免刺激神经，加剧眩晕。如果恶心欲吐，不要强忍，要及时坦然地将呕吐物吐在空乘人员准备的垃圾袋内，并用清水漱口，闭目养神。

第二十二节 休克

一、症状

（1）脉搏细弱，呼吸浅、快。
（2）面色苍白，出冷汗。
（3）目光呆滞无光，甚至意识丧失。
（4）行为混乱。

二、处置

（1）将患者置于头低脚高或适合其病情的体位，不要垫高患者的头部。
（2）保持呼吸道通畅，尤其是休克伴昏迷者。应将患者的下颌抬起，同时头侧向一侧。
（3）尽可能地使其舒适，注意保暖。
（4）吸氧。
（5）报告乘务长和机长，实行全航程监护。

新闻链接

一乘客飞机上休克　湖南空管分局成功保障航班备降

2018年9月10日，某航班执行宜昌到汕头的飞行任务，14：33左右，途径长沙区域上空时，报告客机上一乘客突然休克，失去知觉。情况非常紧急，机组人员申请优先着陆长沙黄花机场，并请求救护车及医生等医疗救助。

收到机组人员请求后，本着“以人为本、生命至上”的原则，湖南空管分局迅速启动应急预案，14：35管制单位之间通报相关情况，协调空域管理相关方，申请空域资源。湖南空管分局第一时间指挥该航班下降高度，直飞黄花机场上空。事发正值午后流量高峰时期，为保证该航班优先落地，累计调配10架航空器进行避让，为该航班争取到宝贵的时间。14：50该航班在长沙黄花机场安全落地，全程仅用了17分钟。航班落地后，患者被第一时间送往医院，得到了及时救助。

第二十三节 气道异物梗塞

气道异物梗塞是指某些物体堵塞在呼吸道内，导致空气无法进入肺部，因而影响正常呼吸，严重者可导致死亡。

一、识别

异物可导致患者呼吸道部分堵塞或完全堵塞。患者感到极度难受，常常会用手呈V形放在颈前喉部（图3-1）。

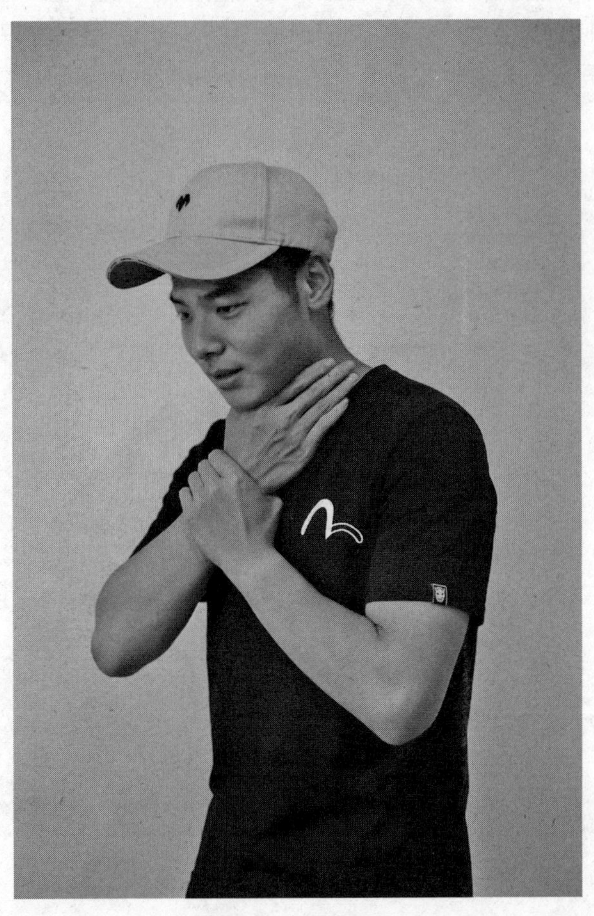

图3-1　V形手势

气道不完全梗塞，患者可以有咳嗽、喘气或咳嗽微弱无力，呼吸困难，患者张口吸气时，可以听到异物冲击性的高啼声。面色青紫，皮肤、甲床和口腔黏膜发绀。

气道完全梗塞，患者面色晦暗、青紫，不能说话，不能咳嗽，不能呼吸，很快窒息，昏迷倒地，呼吸停止。

微课扫一扫

二、救治方法

1. 自救腹部冲击法

在意识清醒的状态下，自己一只手握空心拳，拳眼置于腹部脐上两横指处，另一只手紧握此拳，快速向内、向上冲击（图3-2）；或将脐上两横指处压在坚硬的桌边、椅背、栏杆等处向内、向上冲击，直至异物排出（图3-3）。

2. 互救

（1）1岁以上

① 拍背法　询问情况，征得患者同意，站在患者同一侧（图3-4），靠近患者身后，使患者弯腰并头部向前倾，用一只手支撑患者（图3-5），用另一只手的掌根部在患者背部的两肩胛骨中间进行5次大力叩击（图3-6），每次拍背均须观察是否解除了气道梗

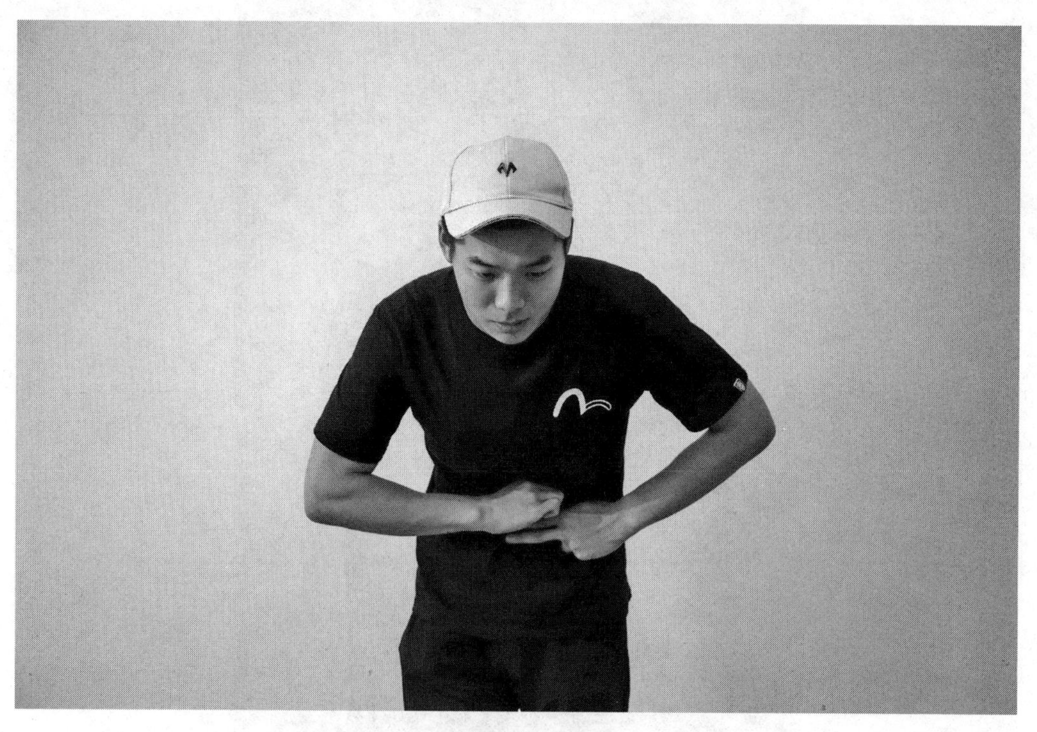

(a) 选择冲击部位

图3-2

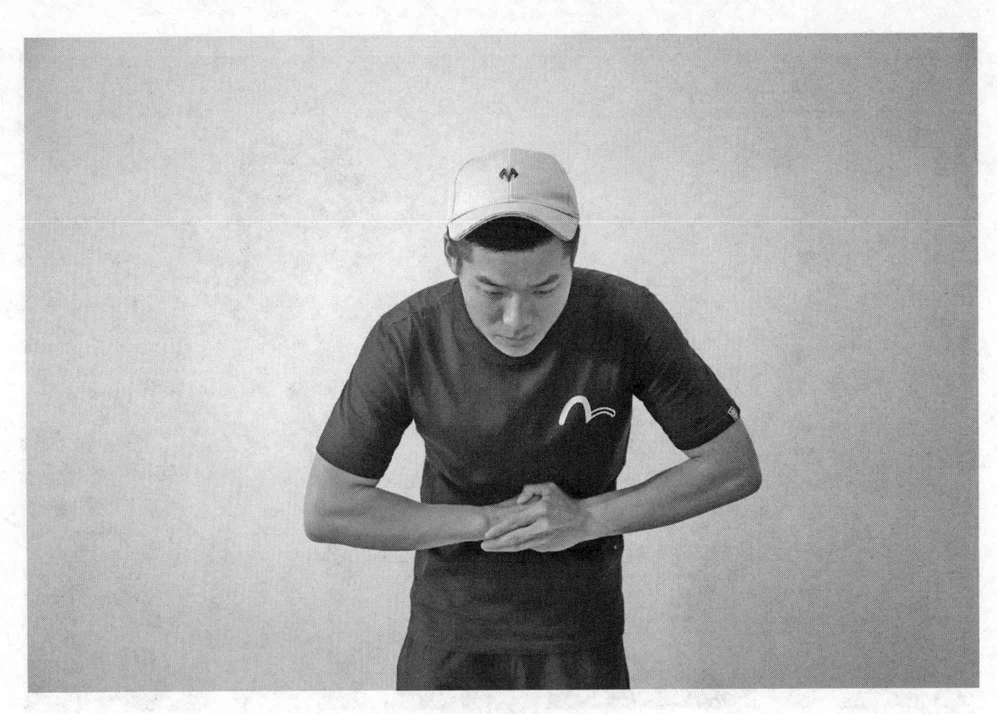

(b) 腹部冲击

图3-2　自救

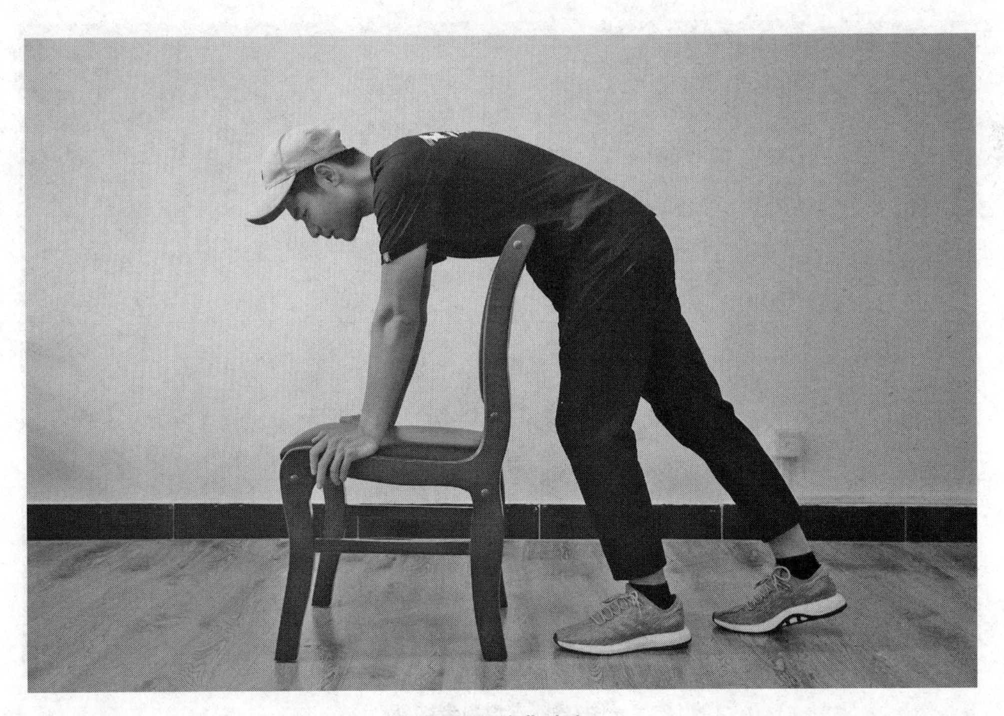

图3-3　椅背冲击

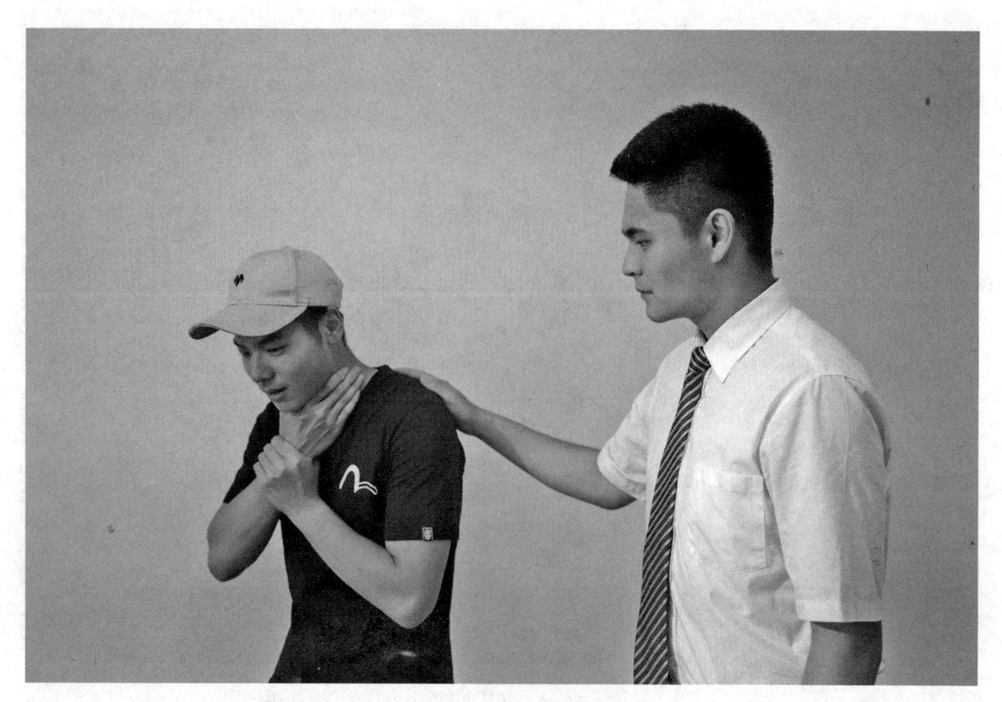

图3-4　询问患者

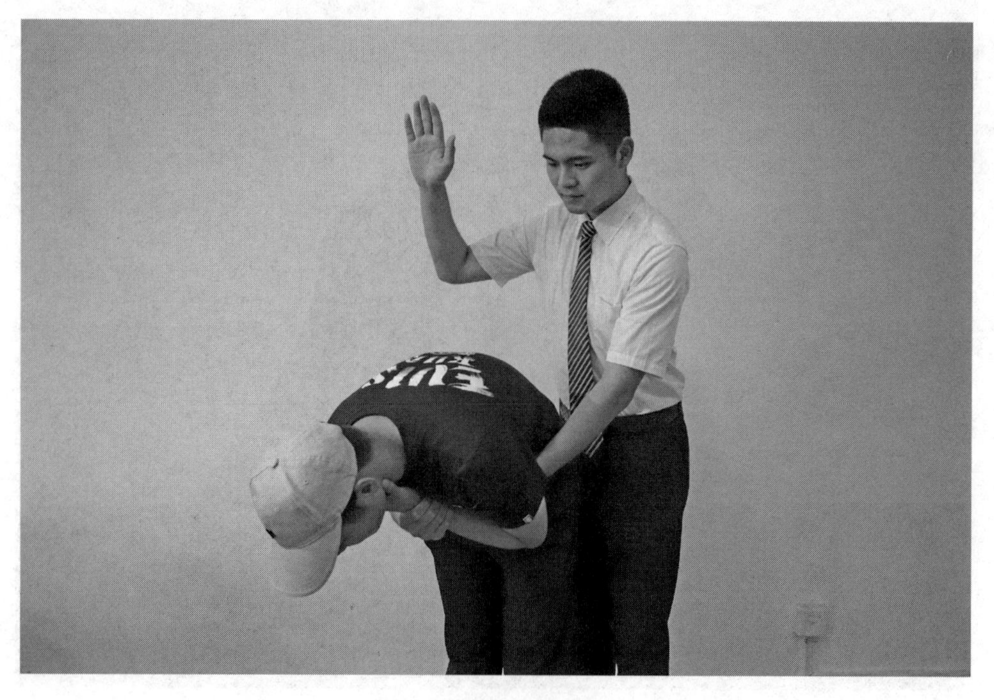

图3-5　支撑患者胸部

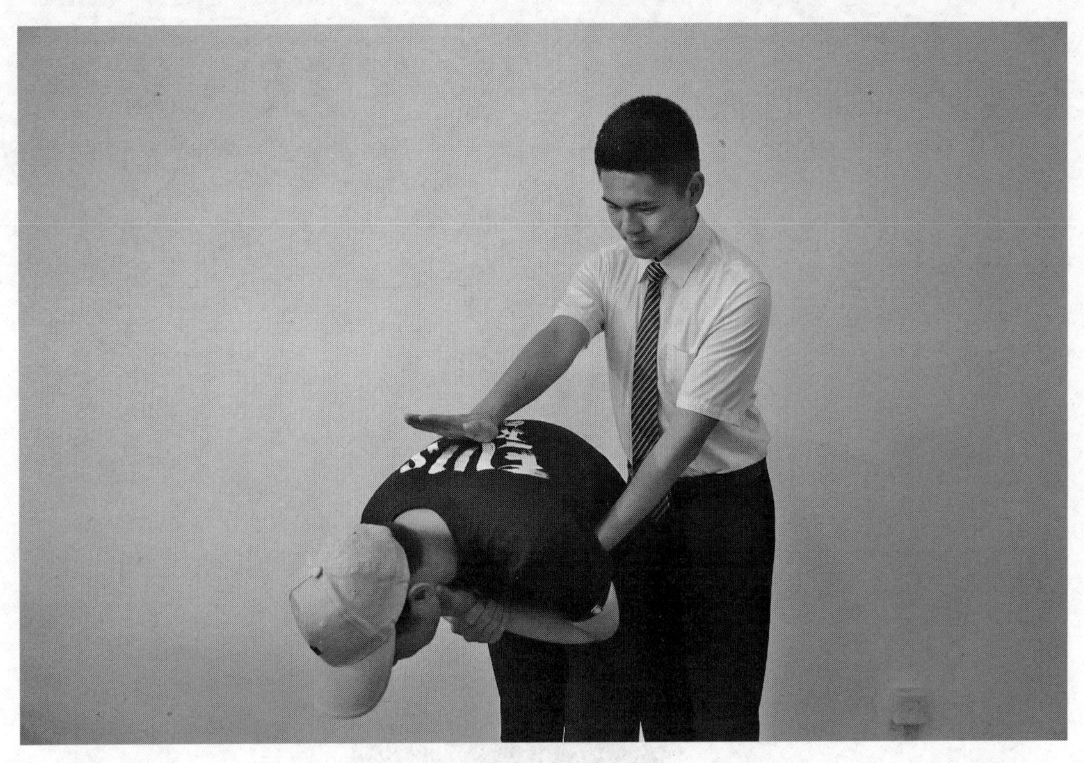

图3-6　背部叩击

塞，并清除口腔内可见的异物。如5次拍击背部不能解除气道梗塞，改用腹部冲击法。

② 腹部冲击法　海姆立克腹部冲击法是美国著名医学家亨利·J. 海姆立克（Henry J Heimlich）教授发明的。

乘务员作为急救人员站在患者背后，使患者弯腰并头部向前倾，双手环抱住患者的腰部，一只手握空心拳，将拳眼顶住患者腹部正中线肚脐上方两横指处（图3-7）。另一只手紧握在握拳之手上，用力向患者腹部内上冲击，每秒约一次（图3-8）。每次冲击动作要明显分开。

③ 胸部冲击法　如患者为重度肥胖人士或孕妇而不适宜进行腹部冲击法时，乘务员可以在患者胸骨正中（避免压迫剑突）进行胸部冲击法。

（2）1岁以下　婴儿（1岁以下）采用背部叩击和胸部冲击交替进行的方法急救。

婴儿面朝下，伏于乘务员的前臂，婴儿头部低于身体。乘务员用一只手托住婴儿头部及颈部，再以另一只手的掌根在婴儿两肩胛骨之间拍击5次；以拍背的手支持婴儿的头部和背部，将婴儿翻转，使婴儿面部朝上，仰卧在乘务员的前臂上，婴儿头部低于身体，乘务员用另一只手两指在婴儿两乳头连线中下方冲击5次，背部叩击和胸部冲击交替进行，直至异物排出。

气道异物梗塞患者如意识丧失、呼吸停止，则立即进行CPR。

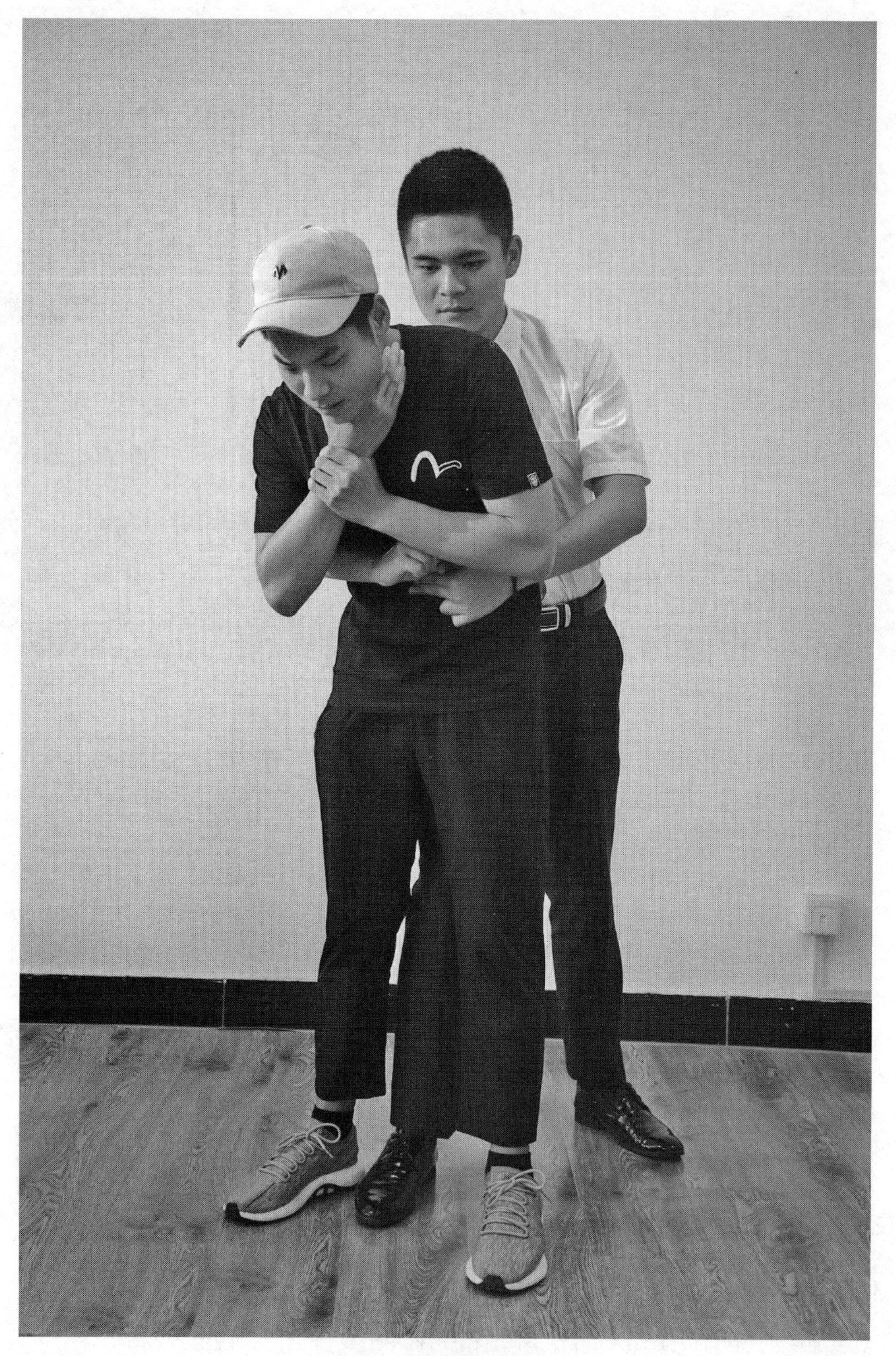

图3-7 选择冲击部位

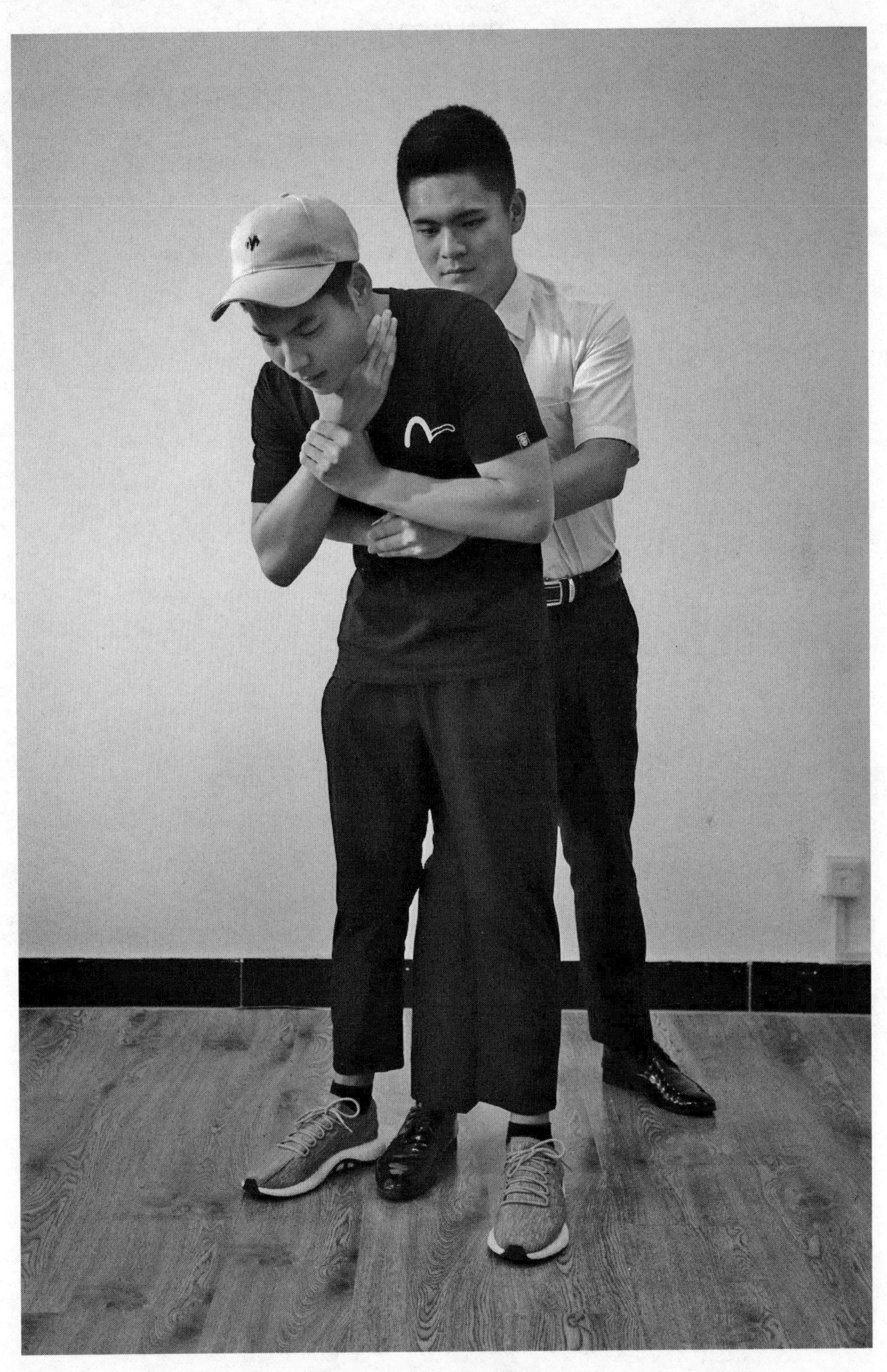

图3-8　海姆立克法腹部冲击

章节练习题

1. 如何识别旅客发生了气道异物梗塞？采用何种方法对气道异物梗塞的旅客进行急救？
2. 出现压耳症状的旅客如何处置？

拓展思考题

对伤病旅客的处置过程中，你作为乘务员应该注重哪些方面？

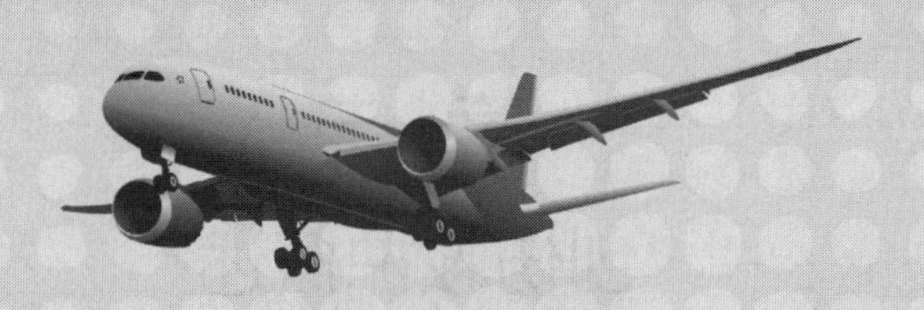

第四章

创伤现场救护技术

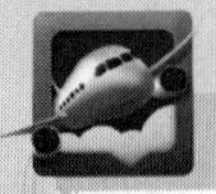

学习指南

- **知识目标：**掌握止血方法以及弹力绷带和三角巾的包扎方法。
- **能力目标：**能够熟练运用弹力绷带和三角巾进行包扎。
- **素质目标：**让学生意识到自己的职业态度、技能掌握的熟练程度的重要性，将人文关怀入脑入心。充分认识到无论从事何种职业，对待工作都要严肃认真，只有熟练掌握相关技能，才能更好地帮助他人，爱岗敬业。

创伤是各种致伤因素造成的人体组织损伤和功能障碍，常见原因有交通伤、坠落伤、机械伤、锐器伤、跌撞伤、火器伤、动物咬伤等。轻者造成体表损伤，引起疼痛或出血；重者导致功能障碍、致残，甚至死亡。

迅速、正确、有效的现场应急救护，能挽救伤者的生命，防止损伤加重，减轻伤者的痛苦。因此，掌握创伤急救知识与技能十分必要。本章主要介绍创伤救护的止血、包扎、固定、搬运四大基本技能。

第一节 创伤救护概述

一、常见创伤原因及特点

1. 交通伤

交通伤常导致人体组织擦伤、挫裂伤。随着车辆增多，交通事故增加，交通伤以高能创伤为特点，常造成多发伤，多发骨折，脊柱、骨髓损伤，内脏损伤，开放伤等严重损伤，后果严重。

2. 坠落伤

随着高层建筑增多，坠落伤的发生也增多。多以脊柱、脊髓损伤和骨盆骨折为主，还可造成多发骨折、颅脑损伤、肝脾破裂等。

3. 机械伤

由于机械操作不当致伤，多以绞伤、挤压伤、撕脱伤为主，导致肢体开放性损伤或断肢、断指、组织挫伤，血管、神经、肌腱损伤和骨折等。

4. 锐器伤

被尖锐锐器刺伤，伤口较深，易出现深部组织损伤，胸腹部锐器伤可导致心脏、肺脏、肝脏、脾脏或大血管损伤，四肢易出现血管、神经及肌肉损伤。

5. 跌撞伤

多出现于老年人，由于老年人骨质疏松，跌倒或碰撞后出现四肢、骨盆、脊柱、髋骨等部位骨折，运动量较大的青少年也容易出现跌打损伤。

6. 火器伤

火器伤（枪伤）一般伤口小而深，常导致深部组织器官损伤，也会出现入口小、出口伤严重的穿透伤。

7. 动物咬伤

被虫蛇、动物咬伤，伤口易感染，甚至会中毒或致死亡。

二、创伤类型

由于创伤的原因不同，导致受伤的部位不同，表现形式也不同。现场救护中，应区分以下四种类型。

1. 闭合性损伤

闭合性损伤常见于钝器伤、跌伤和撞伤，体表无伤口，伤处有肿胀、青紫淤血，可伴有骨折、内脏损伤；骨折和内脏损伤严重可导致休克。闭合性损伤比较隐蔽，容易被忽视，因此在发生跌打、碰撞致伤后，往往需要到医院做进一步检查。

2. 开放性损伤

开放性损伤常见于锐器和其他严重创伤，体表有伤口、出血。如有大动脉损伤，出血呈喷射状，在短时间内会出现失血性休克，需要立即止血、包扎。

3. 多发伤

多发伤是由同一致伤因素同时或相继造成一个以上部位的严重创伤、多发伤时，组织、脏器损伤严重，死亡率较高。现场救护时，要特别观察伤者的呼吸、脉搏和脏器损伤的情况。

4. 复合伤

复合伤是由于不同致伤原因同时或相继造成的不同性质的损伤。如在车祸致伤的同时，又受到汽车水箱的热水烫伤。复合伤增加了创伤的复杂性，因此在现场救护中针对不同性质的损伤要进行相应的处理。

三、创伤现场救护的目的

1. 抢救生命，赢得时间

创伤可导致伤者的重要脏器损伤、大出血而出现呼吸困难，呼吸循环功能障碍等。在出现生命危险时，应立即采取有效措施，维持生命，为专业人员的到来赢得时间。

2. 减少出血，防止休克

严重创伤或大血管出血而导致的失血过多，会引起失血性休克。现场救护要迅速使用有效的方法止血，这是现场救护的基本任务。

3. 保护伤口，预防感染

开放性创伤的伤口要进行包扎，保护伤口可以减少出血，预防感染，保护深部组织避免进一步损伤。

4. 固定骨折，减少损伤

创伤导致的骨折要用简便、有效的方法进行固定，以减少骨折对神经、血管等组织的损伤，同时缓解疼痛。椎体骨折，如能妥善固定，对防止脊椎损伤具有重要的意义。

5. 防止并发症及病情恶化

在创伤救护过程中，要注意防止脊椎损伤；用止血带止血，要防止肢体缺血坏死；胸外按压避免用力过猛，造成肋骨骨折；骨折固定要适当，避免血管、神经及皮肤损伤，造成并发症及病情恶化。

6. 快速转运

现场采取必要的止血、包扎、固定等措施后，要尽快将伤者转运到就近的医疗机构，获得高级的生命支持。

第二节 创伤止血

一、概述

血液是维持生命的重要物质，成人血液约占自身体重的8%，每千克体重拥有60 ~ 80毫升血液。全身动脉分布如图4-1。

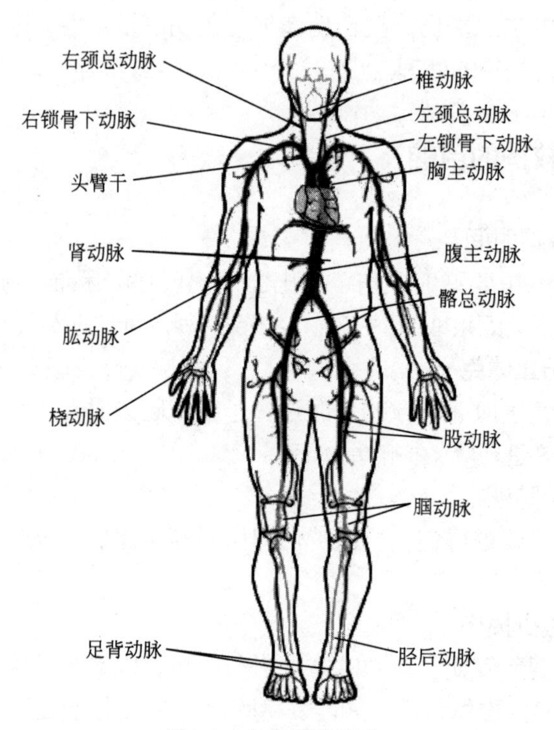

图4-1 全身动脉分布

人体突然失血占全身血容量的20%（约800毫升）时，可造成轻度休克，出现面色苍白、出冷汗、手足湿冷、脉搏快而弱，每分钟可达100次以上；失血20% ~ 40%（800 ~ 1600毫升）时，可造成中度休克，脉搏每分钟可达100次以上；失血40%（1600毫升）以上时，可造成重度休克，呼吸急促，烦躁不安，表情淡漠，脉搏细弱、摸不清，血压下降，危及生命。

二、出血类型

在各种创伤中，出血是创伤的突出表现，在现场采取有效措施止血，能有效保存血容量，防止休克发生。创伤止血急救是挽救生命、降低死亡率、为伤者进一步治疗赢得时间的重要技术。

出血按照部位可分为皮下出血、内出血、外出血；按照血管损伤的种类可分为动脉出血、静脉出血、毛细血管出血；按照血管损伤的程度可分为小血管损伤出血、中等血管损伤出血、大血管断裂出血。

三、止血材料

1. 敷料

用来覆盖伤口的无菌材料，如纱布垫、创可贴等；在急救现场，如没有无菌敷料，则可以使用干净的毛巾、衣物、布料等替代。目的是为了控制出血，保护伤口，防止感染。

2. 止血带

专业止血带有气囊止血带、表带式止血带；在急救现场可就地取材用布料、毛巾、手绢、衣物折成三指宽的宽带替代止血带。严禁使用电线、铁丝、绳子等替代止血带。

四、止血方法

1. 直接压迫止血

当无异物时，将敷料直接压迫在伤口上可以止血，敷料面积要大于伤口面积，这就是直接压迫止血。

2. 加压包扎止血

用于小动脉、小静脉、毛细血管出血。

3. 止血带止血

（1）止血带止血法　把三角巾、领带等布料折成带状（止血带），在出血肢体伤口上方绕肢一圈，两端向前拉紧，留两指宽打一个活结。取一绞棒（如笔、筷子等）插在带子的外圈内，提起绞棒扭紧，扭紧后将绞棒的一端插入活结内固定即可，并记录时间（图4-2）。

（2）注意事项

① 只用于四肢大血管损伤、伤口大、出血量多、其他方法不能有效止血时。

② 使用时必须非常小心及必须准确记录使用止血带开始的时间，每隔40 ~ 50分钟放松3 ~ 5分钟。

③ 部位要准确，上肢扎在上臂1/3处，下肢在大腿的中上部，松紧适度。

④ 禁用铁丝、电线、绳索代替止血带。

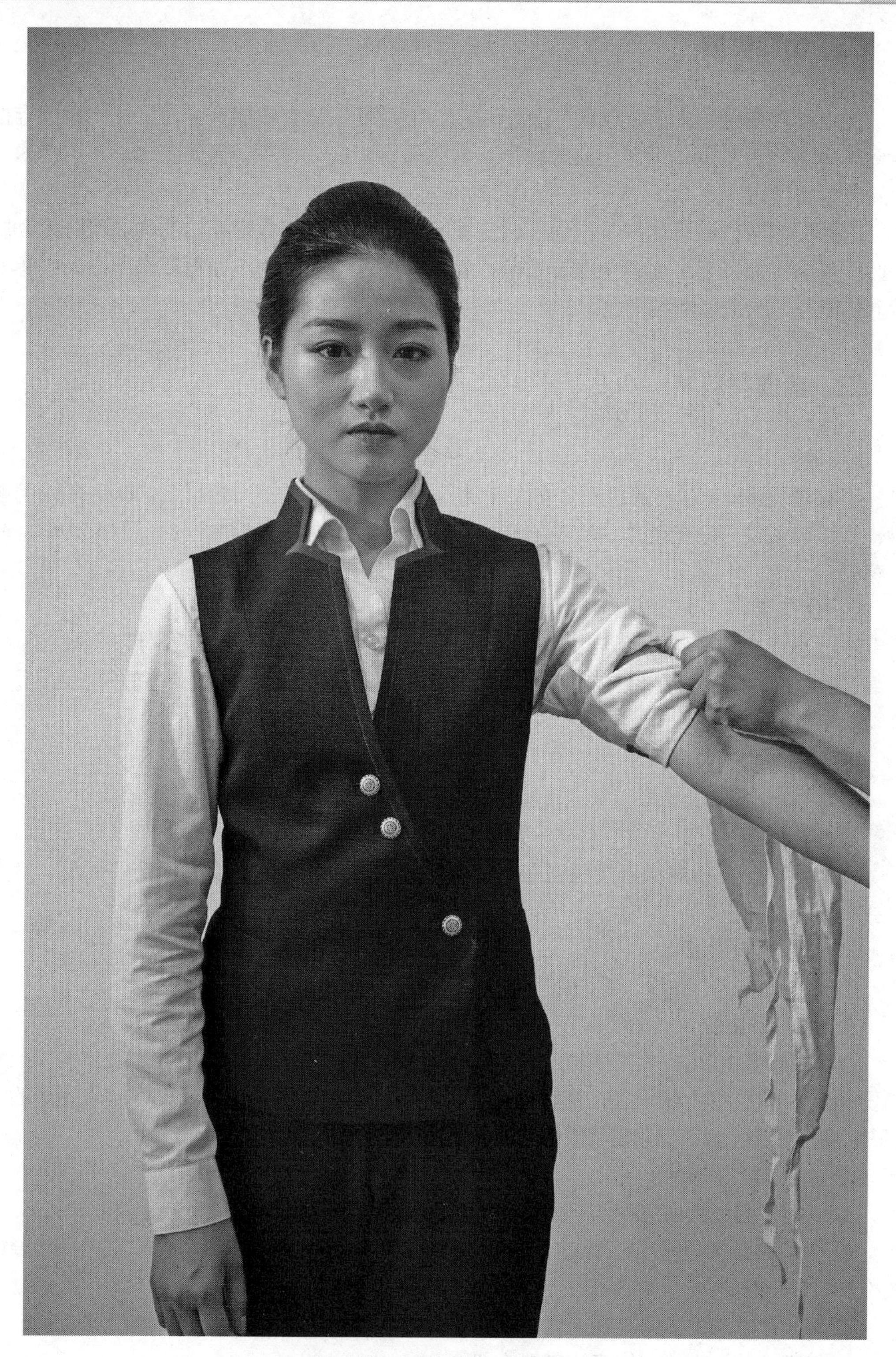

(a) 用止血带在出血肢体伤口上方绕肢一圈

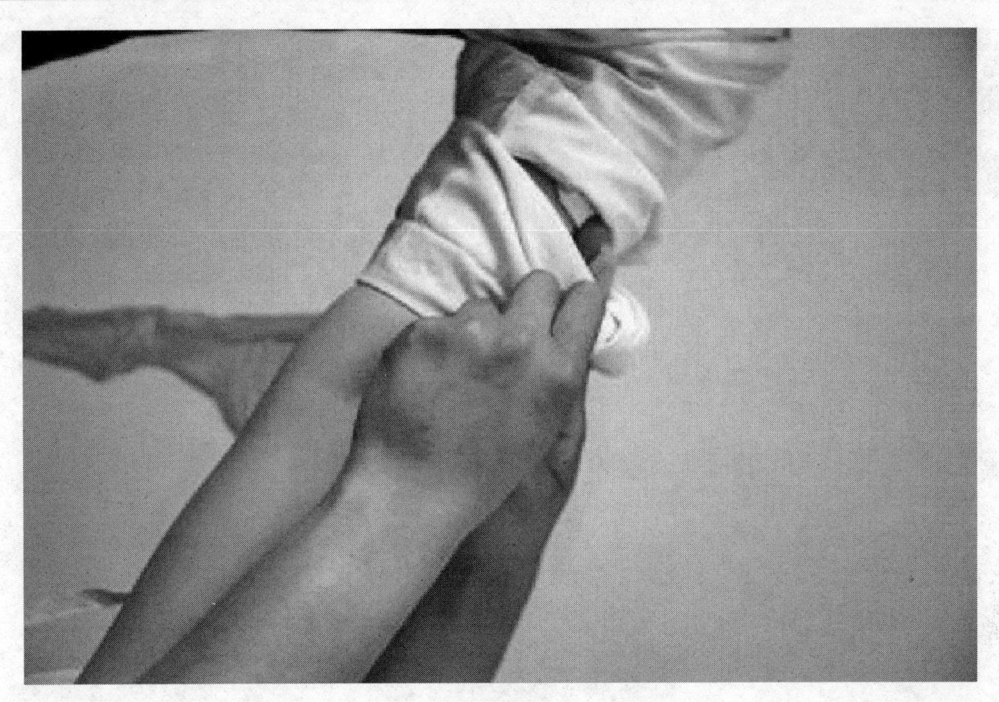

(b) 留两指宽

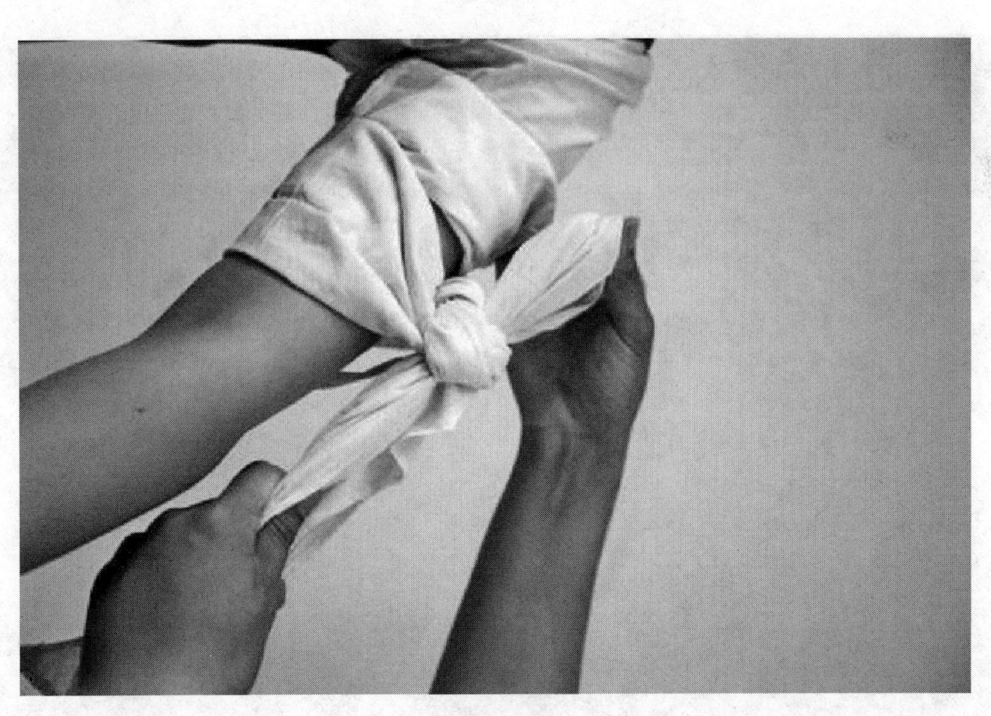

(c) 打活结

图4-2

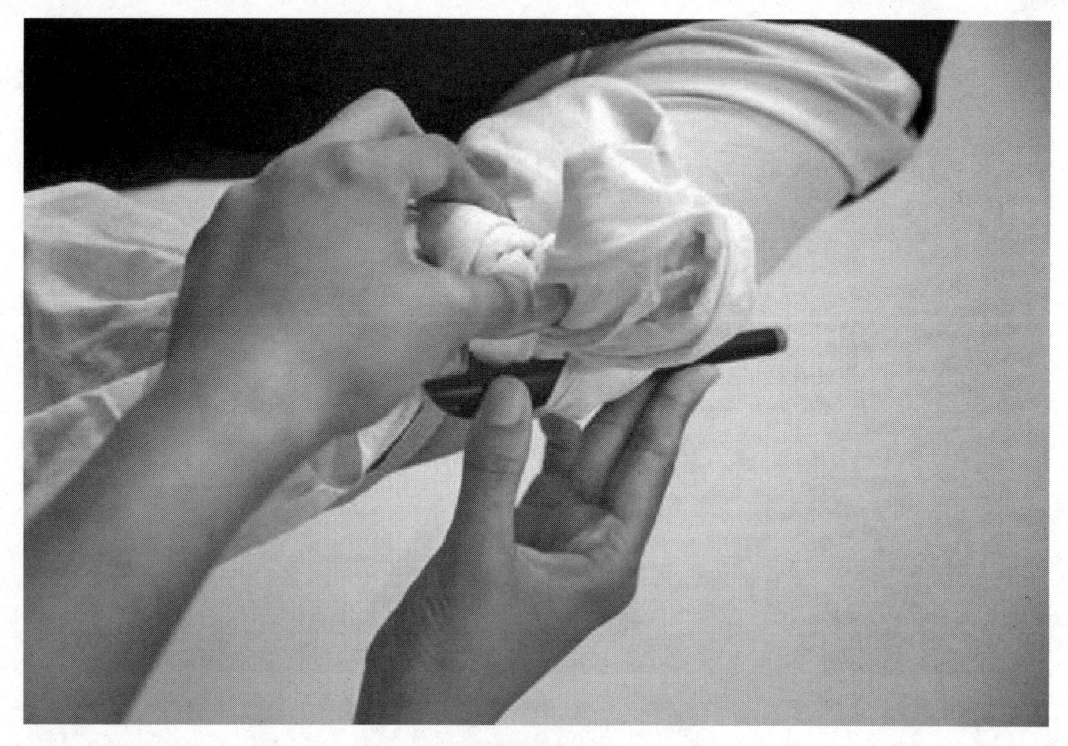

(d) 插入绞棒扭绞

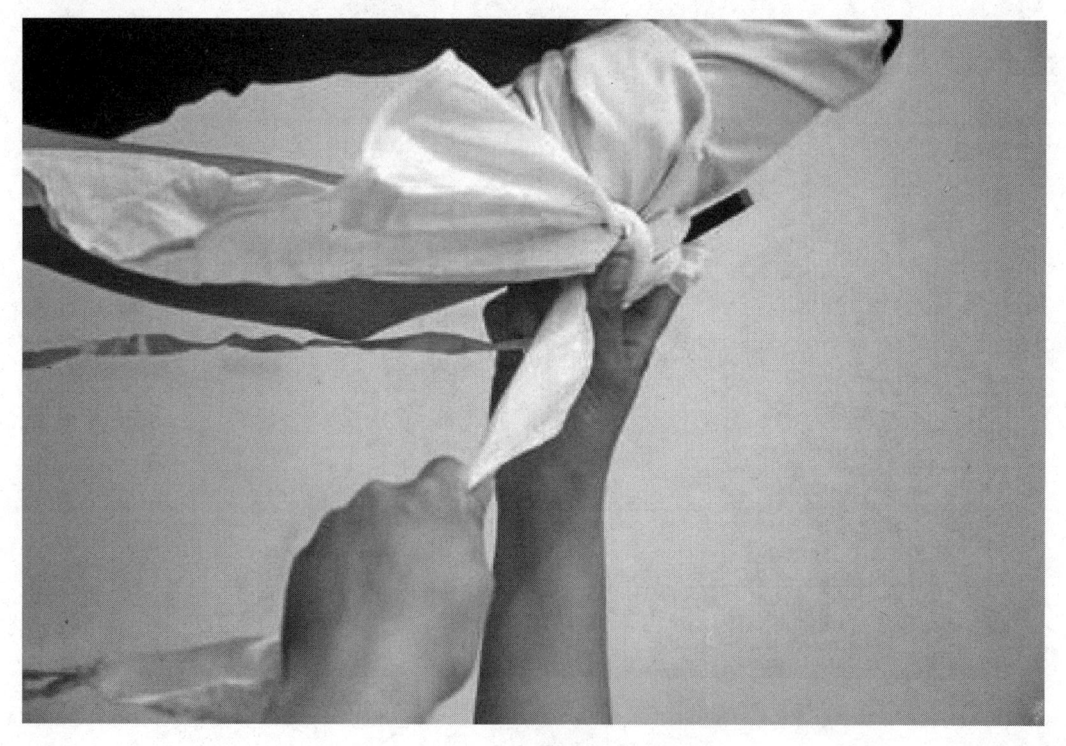

(e) 固定绞棒

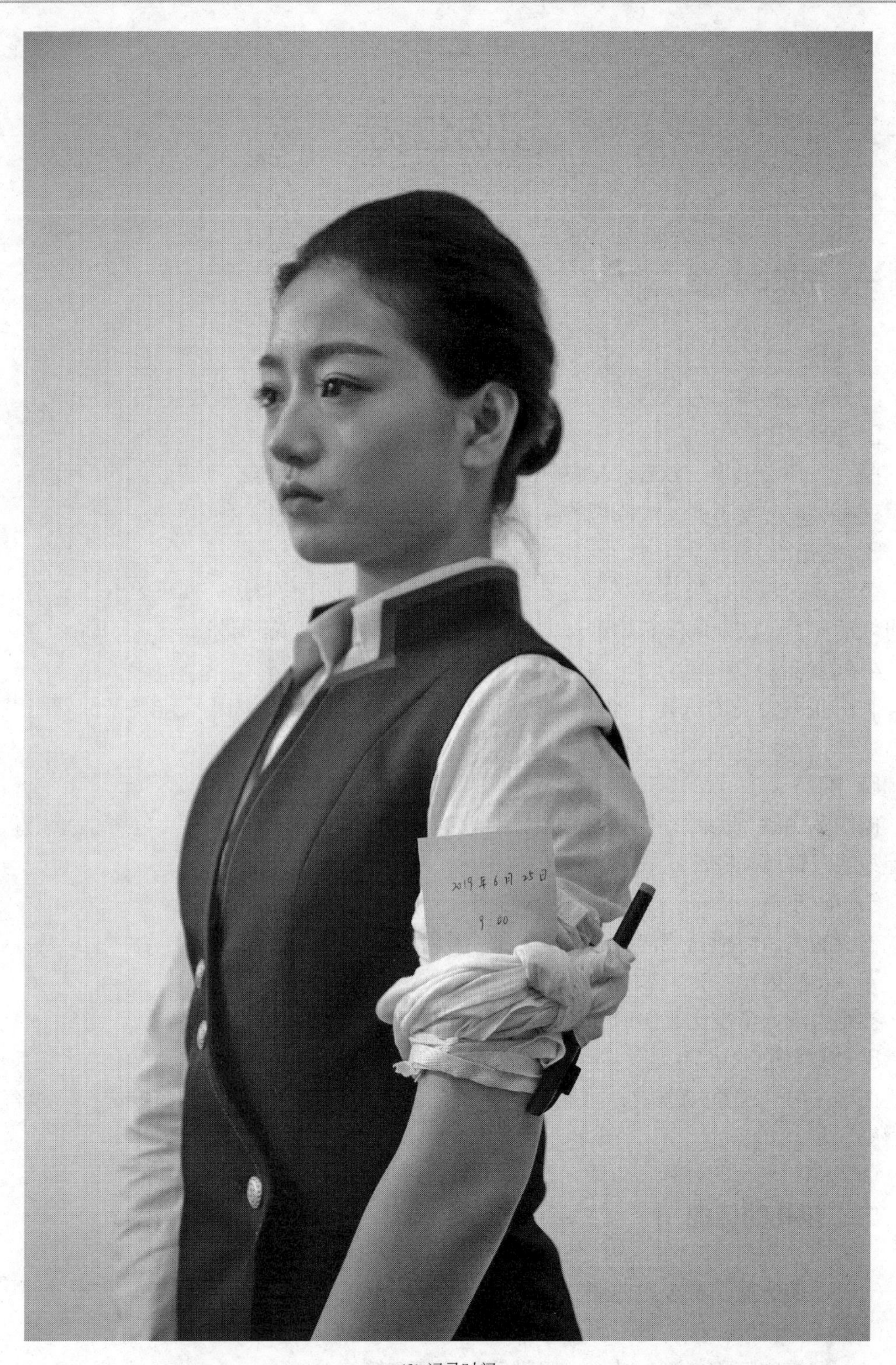

(f) 记录时间

图4-2　止血带止血法

第三节 创伤包扎

一、伤口的类型

1. 割伤

割伤多由利器如刀、刀片或玻璃所致，伤口边缘整齐，可引起大量出血。

2. 撕裂伤

撕裂伤多被机器、铁钩和动物爪等所伤，伤口较污秽并容易受感染。伤口裂开，边缘呈锯齿状、参差不齐。被撕裂的部分可能因缺血而导致坏死。

3. 瘀伤

瘀伤多由跌倒、被钝器或硬物击伤或撞伤所致，可能有骨折。属于闭合性损伤，皮肤可能不穿透，伤处周围有瘀肿。内部出血严重的仍有休克的可能。

4. 刺伤

刺伤多被尖锐的器具（如匕首、锥子或针等）所刺，伤口细小可能伤及深层组织或器官。

5. 擦伤

擦伤多由跌倒所致，伤处皮肤受损。常有污物和沙粒嵌入肌肉里，容易受感染。内部组织或器官可能有严重损伤。

6. 枪伤

枪伤的入口可能有烧伤或感染。内部组织和器官可能有严重损伤。

7. 动物咬伤

被蛇虫或人畜咬伤，伤口易感染，甚至有中毒或致命的可能。

8. 爆炸伤

伤口由爆炸品直接造成，可能有深层损伤，多重组织坏死，甚至被炸伤，一般有严重感染。

二、包扎的目的

（1）快速止血，减少出血量，预防休克。

（2）保护伤口，预防进一步感染。

（3）保护内脏和血管、神经、肌腱等重要解剖结构。

（4）固定敷料或夹板。

（5）支托受伤部位，矫正畸形。

三、包扎材料

常用包扎材料有创可贴、纱布绷带、弹力绷带、三角巾、胶布等（图4-3）。生活中，可就地取材，如干净的衣物、毛巾、纱布、手绢、布料等。

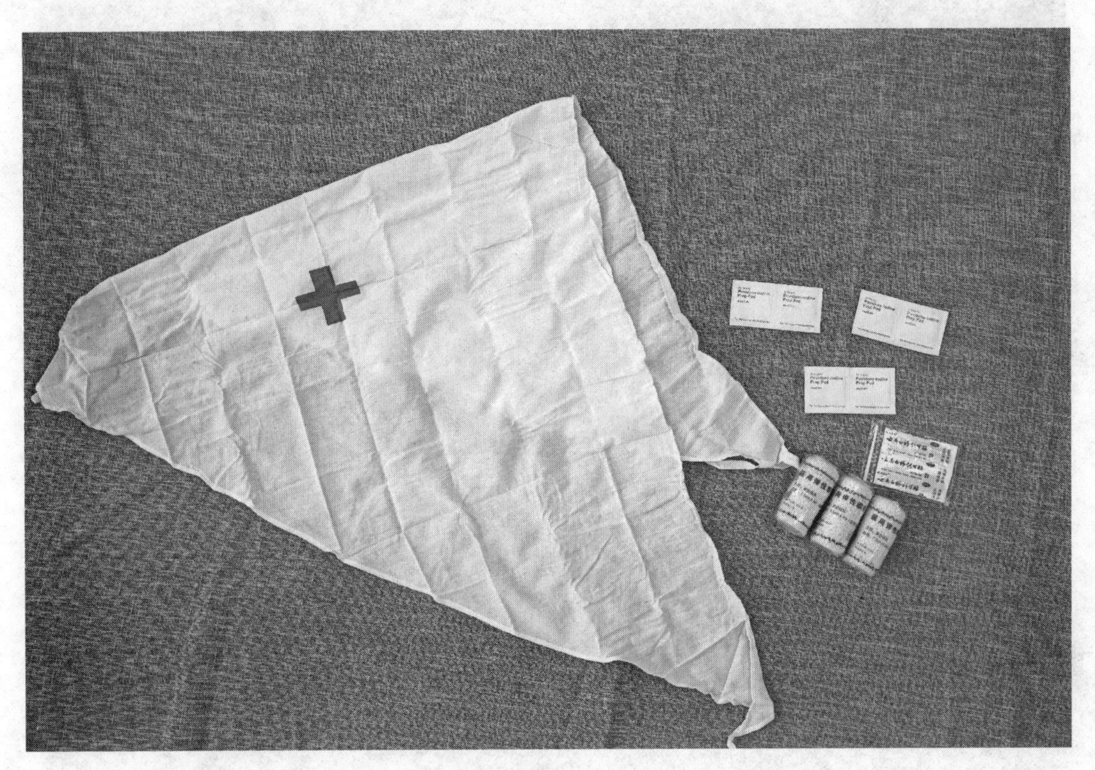

图4-3　包扎材料

四、包扎方法

1. 弹力绷带的包扎方法

（1）环形包扎　适用于肢体粗细较均匀处小伤口的包扎。

方法：

① 无菌敷料完全覆盖伤口。

② 将绷带的一端稍作斜状环绕第一圈［图4-4（a）］，将第一圈斜出一角压入环形圈内，环绕第二圈［图4-4（b）］。

③ 环绕4～5圈，每圈盖住前一圈，绷带缠绕范围要超出敷料边缘［图4-4（c）］。

④ 最后用胶布固定，或将绷带尾端从中央纵行剪成两块布条，缠绕肢体打结固定。

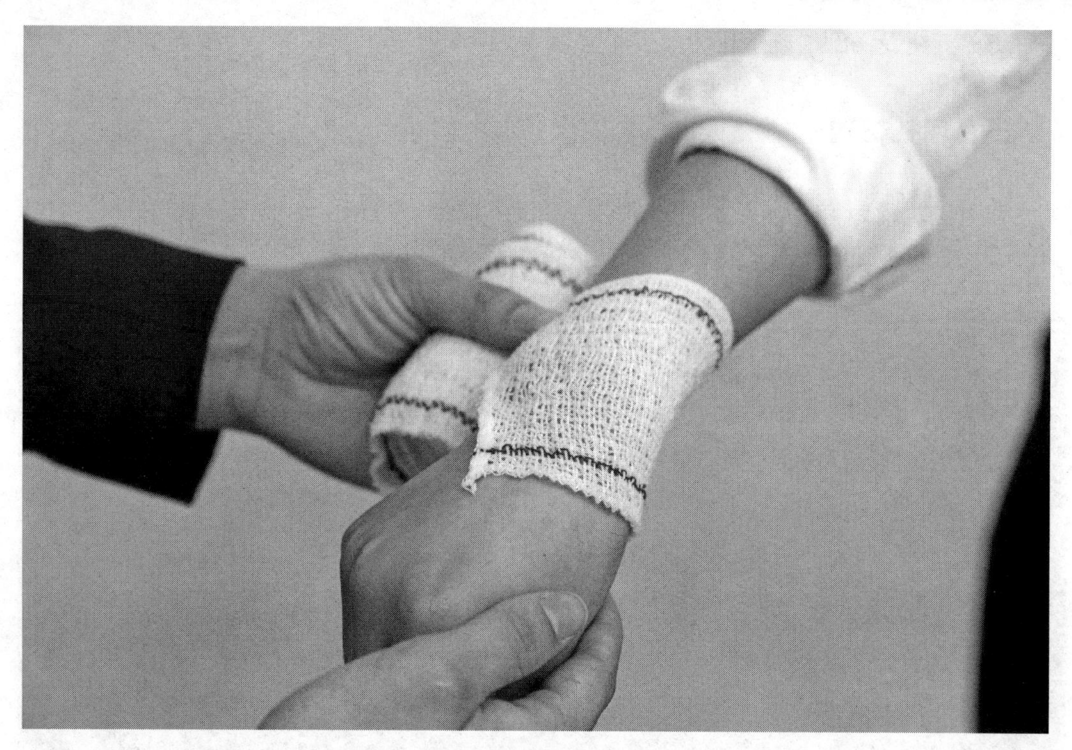

(a) 稍作斜状绕环第一圈

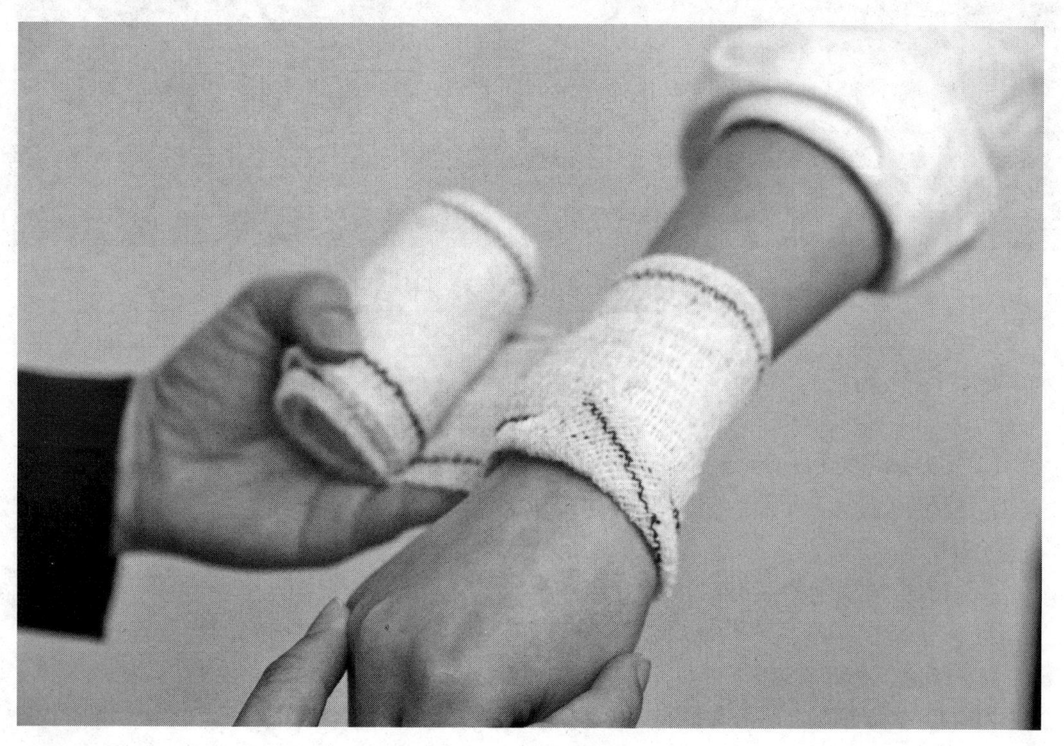

(b) 斜出一角压入环形圈内

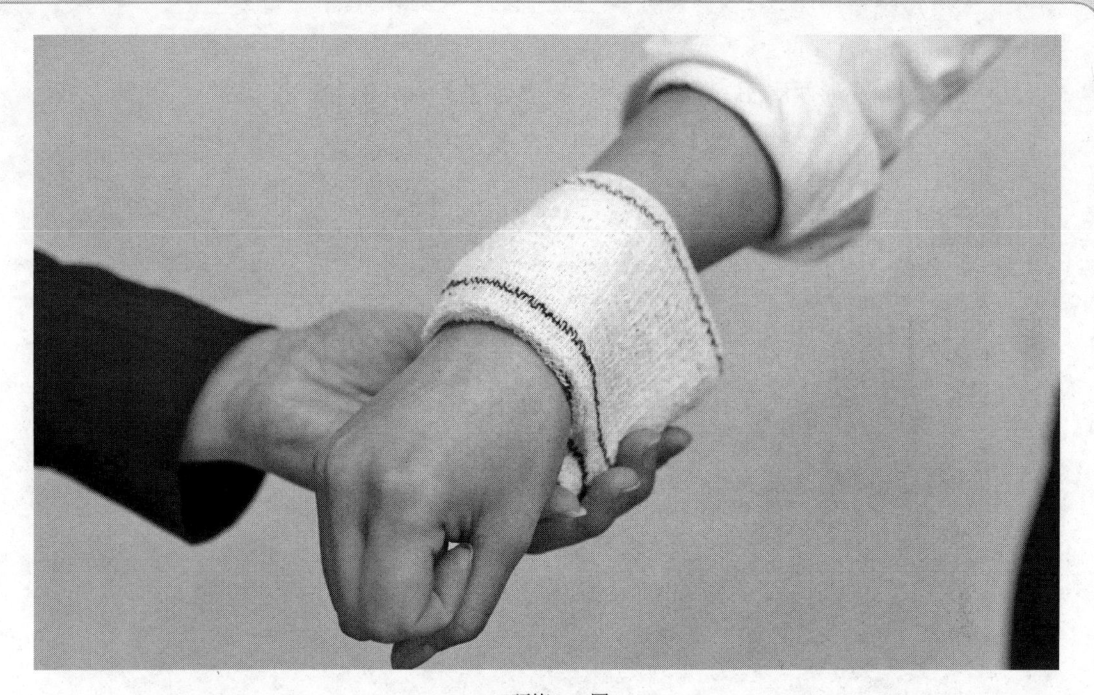

(c) 环绕4～5圈

图4-4　环形包扎法

（2）螺旋包扎法（图4-5）　适用于肢体、躯干部位包扎。

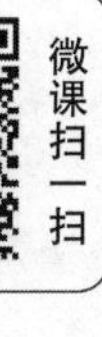

方法：

① 无菌敷料完全覆盖伤口。

② 由受伤部位的下方以环形开始，由下而上包扎。

③ 每绕一圈时，遮盖前一圈绷带的1/2 ~ 2/3。

④ 以环形结束并固定。

（3）螺旋反折包扎法　适用于肢体上下粗细不等部位的包扎，如小腿、前臂等。

方法：

① 无菌敷料完全覆盖伤口，先用环形法固定始端。

② 螺旋方法每圈反折一次，反折时，以一只手的拇指按住绷带上面的正中处［图4-6（a）］，另一只手将绷带向下反折，向后绕并拉紧［图4-6（b）］。

③ 反折处不要在伤口处，以环形包扎结束并固定［图4-6（c）］。

（4）回返包扎法　适用于肢端或断肢包扎。

方法：

① 伤口用无菌敷料完全覆盖，先用环形法固定始端。

② 一只手固定绷带的反折点，另一只手将绷带反复呈放射状前后反折，直至将敷料

完全覆盖［图4-7（a）］；

③ 在肢端做环形两周后，运用螺旋法向上包扎［图4-7（b）］；

④ 回到起始部位以环形包扎结束并固定［图4-7（c）］。

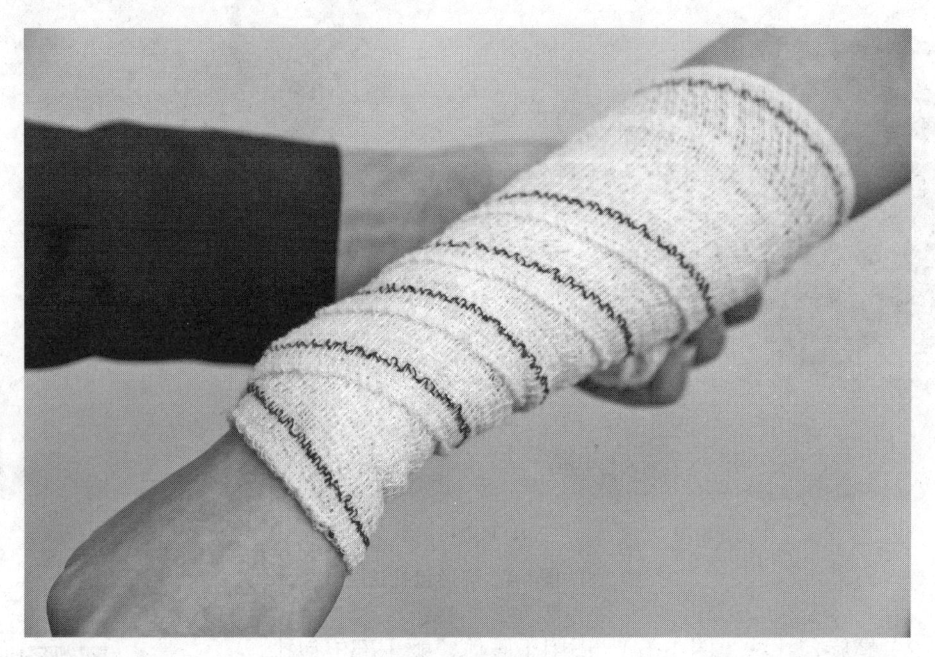

图4-5　螺旋包扎法

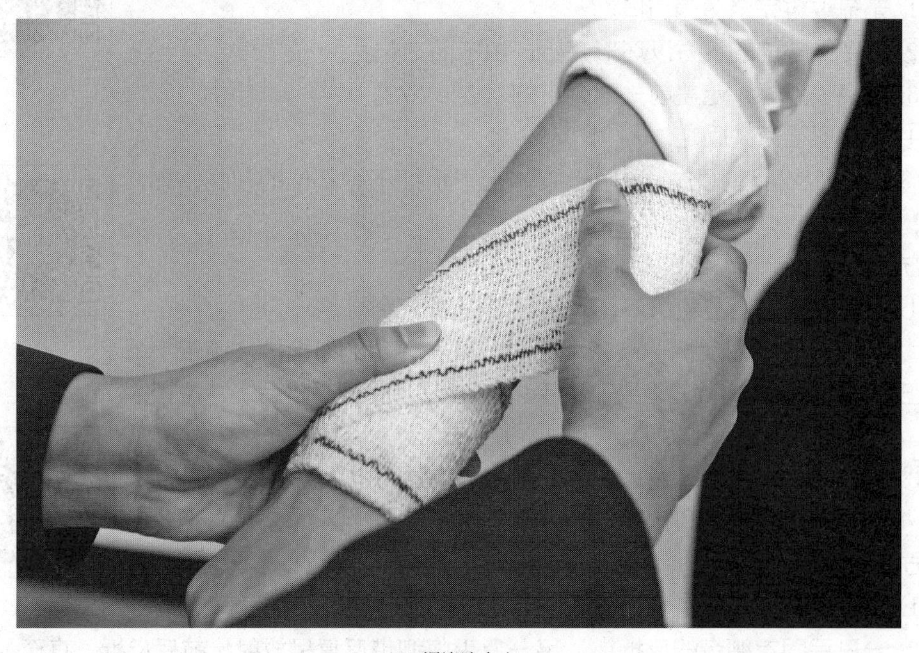

(a) 螺旋法向上

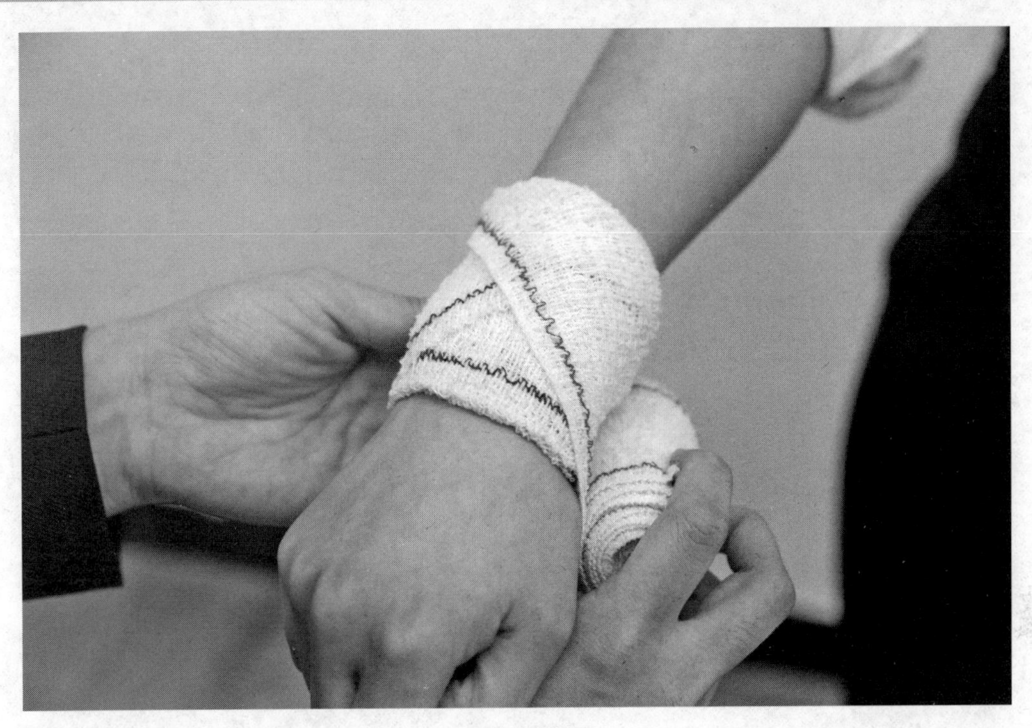

(b) 向下反折

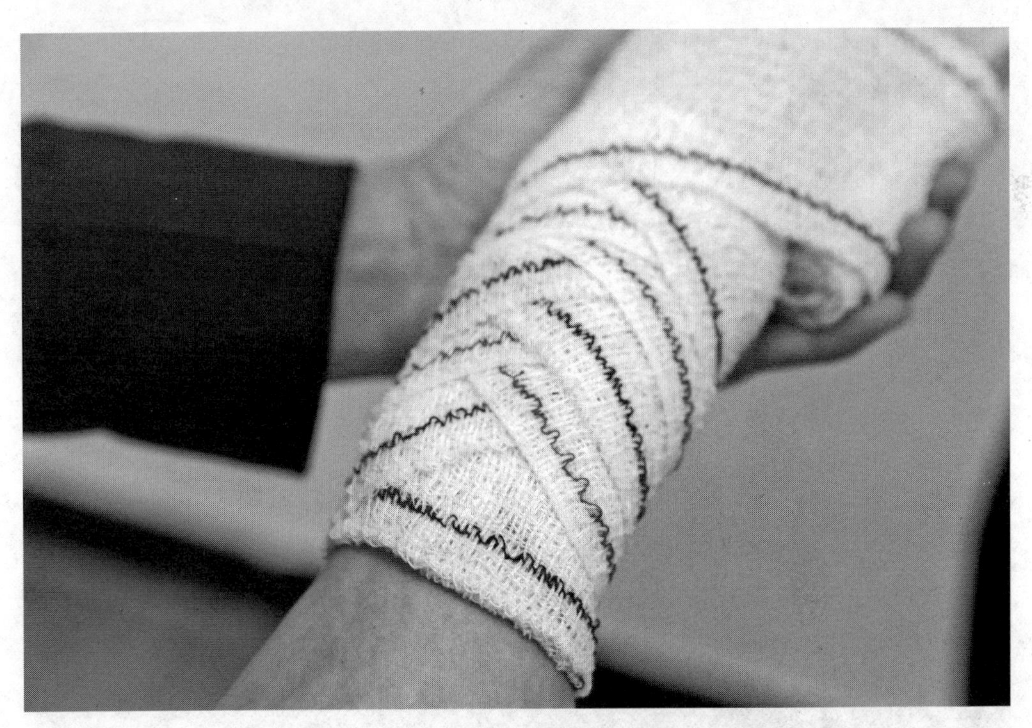

(c) 环形法结束并固定

图4-6　螺旋反折包扎法

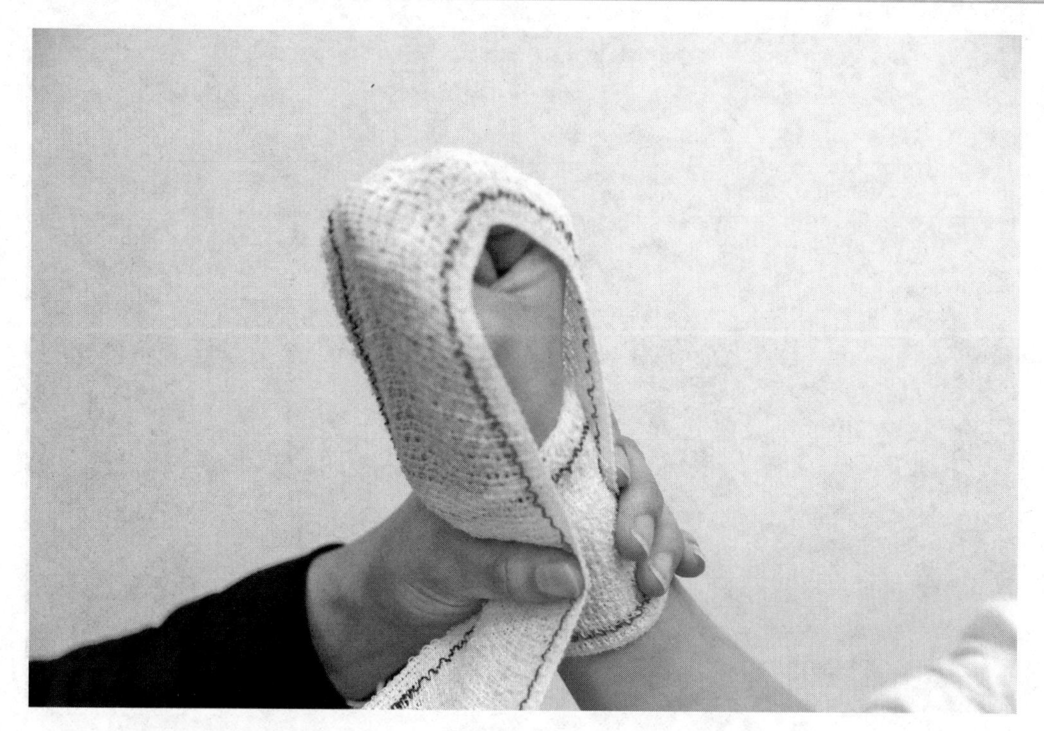

(a) 放射状前后反折

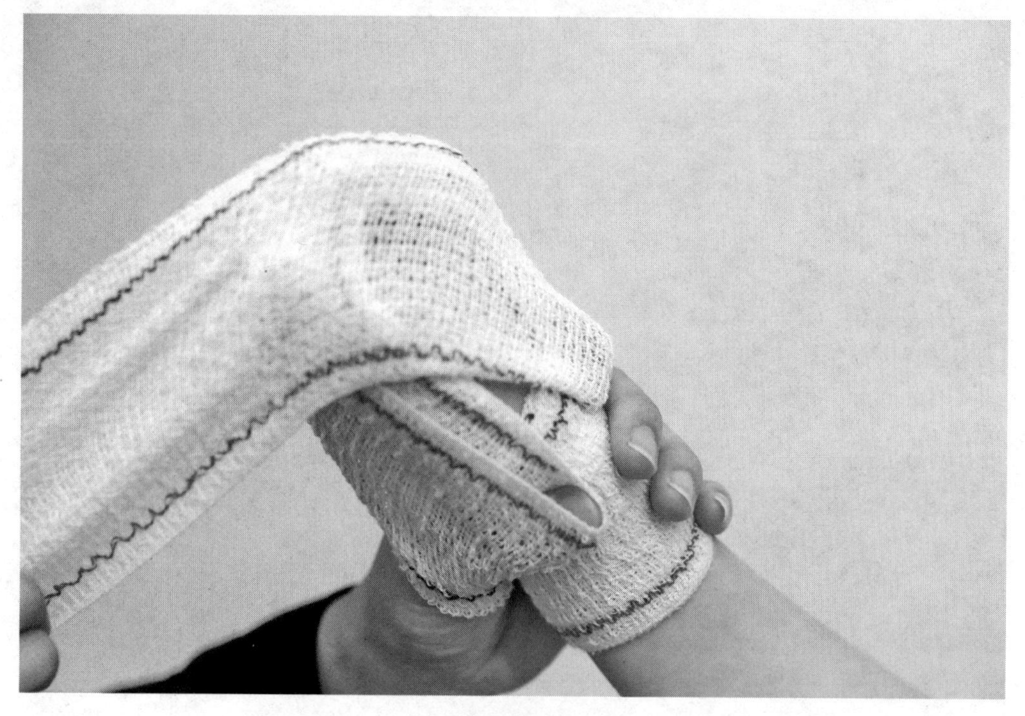

(b) 在肢端做环形包扎

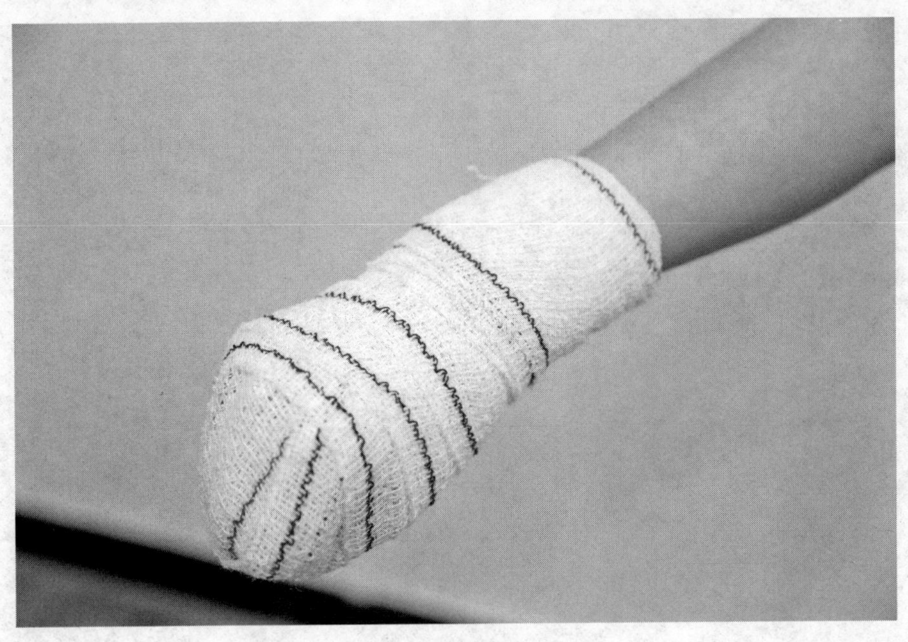

(c) 螺旋向上包扎

图4-7　回返包扎法

（5）8字包扎法　适用于手掌、脚部、踝部及其他关节处伤口，选用弹力绷带效果最佳。

方法：

① 伤口用无菌敷料完全覆盖。

② 包扎手时，从腕部开始，先环形缠绕两周，然后将弹力绷带拉至手指最前端，露出四指，环形一周［图4-8（a）］。

③ 然后，经手和腕8字形缠绕［图4-8（b）］。

④ 最后，将绷带尾端在腕部固定。

⑤ 包扎关节时绕关节上下8字形缠绕。

2. 三角巾包扎法

（1）前臂悬吊（大手挂，如图4-9所示）适用于承托上肢，如对前臂、上臂、手及手腕外伤进行包扎、悬吊。

方法：

① 嘱伤者托住伤侧前臂，前臂屈曲，与上臂夹角成80°～85°。

② 三角巾一个底角搭在健侧肩部，顶角对伤臂肘部，另一底角上翻至上臂肩部，两底角在一侧锁骨上凹处打结。

③ 肘部顶角系带内翻呈兜状，用以承托肘关节。

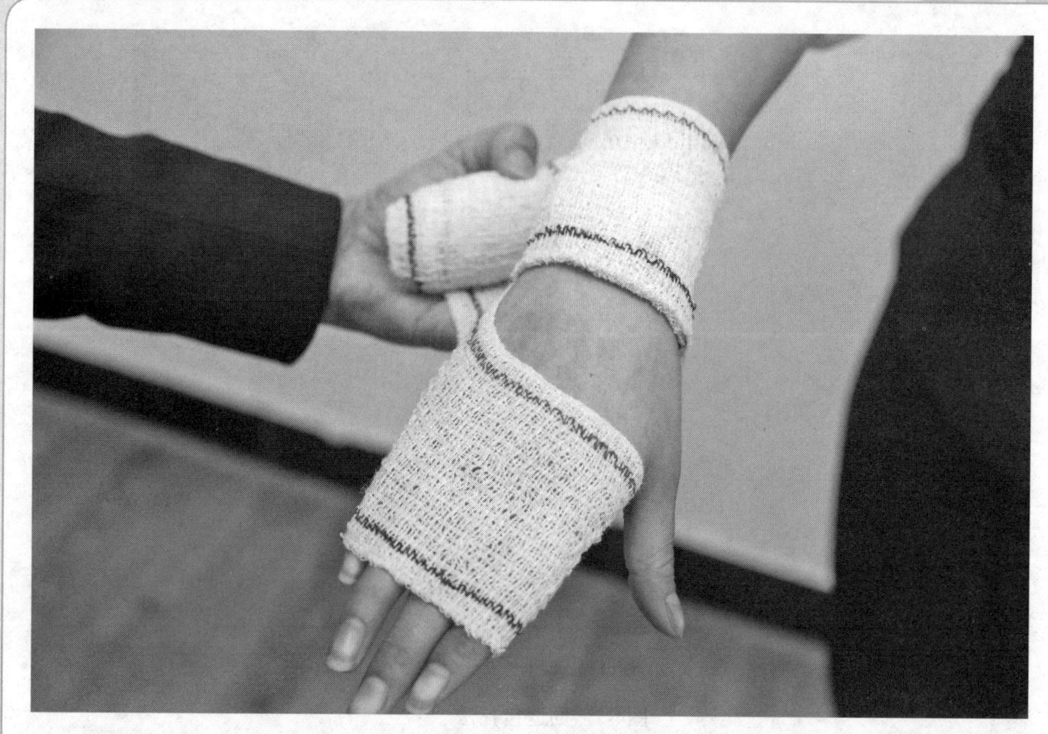

(a) 拉至手指最前端环行一周

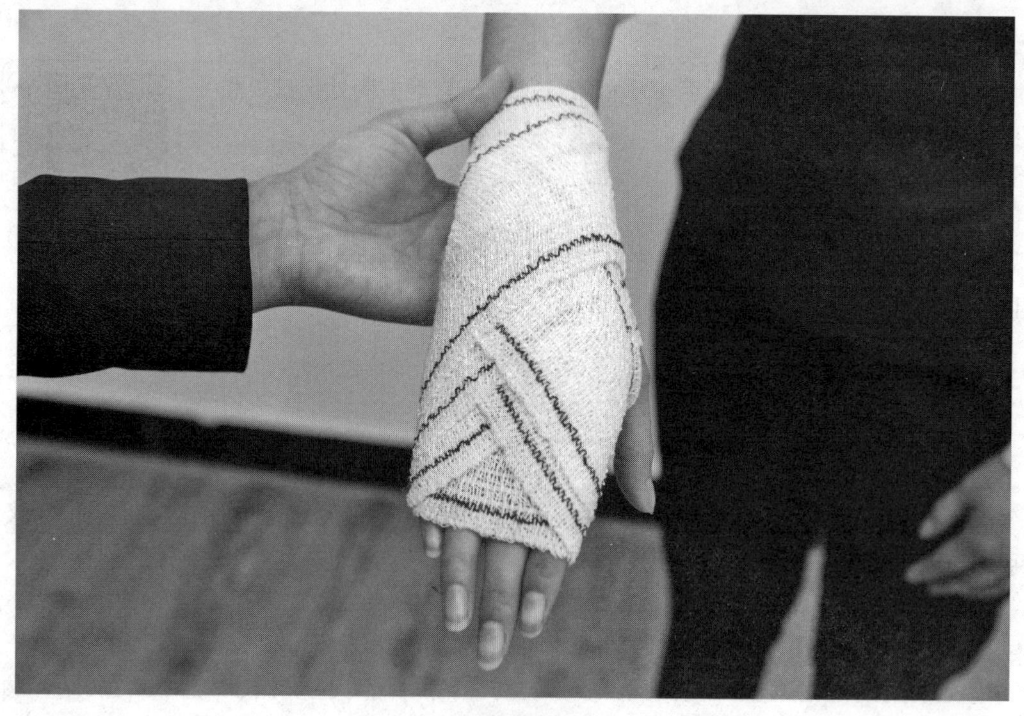

(b) 8字缠绕

图4-8　8字包扎法

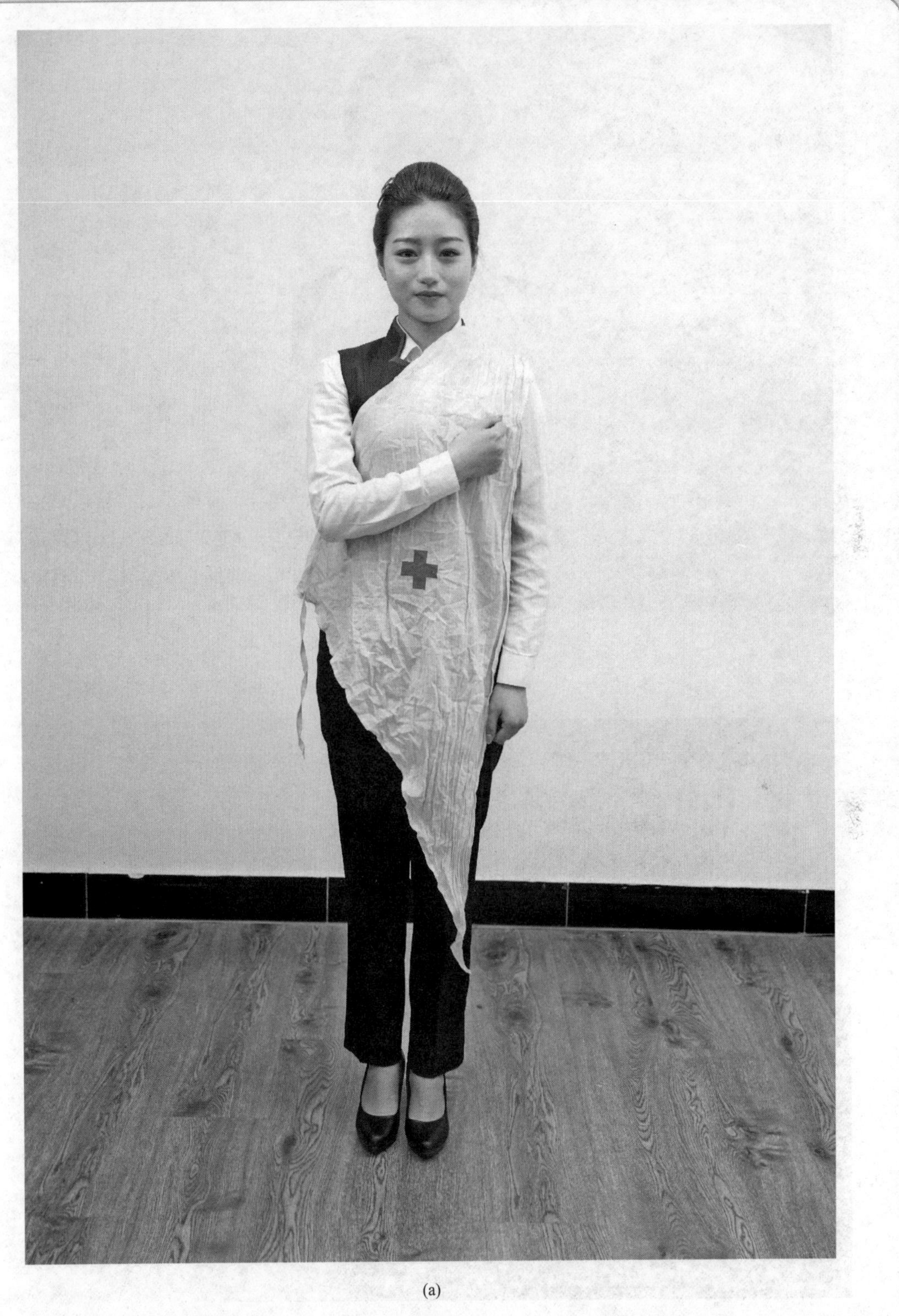

(a)

图4-9

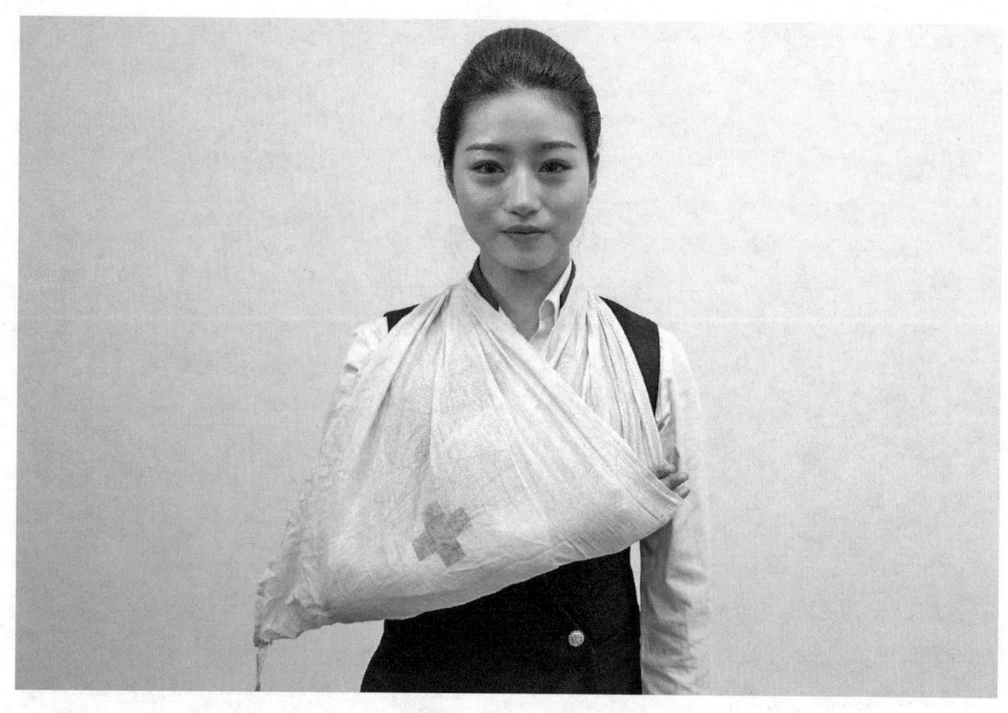

(b)

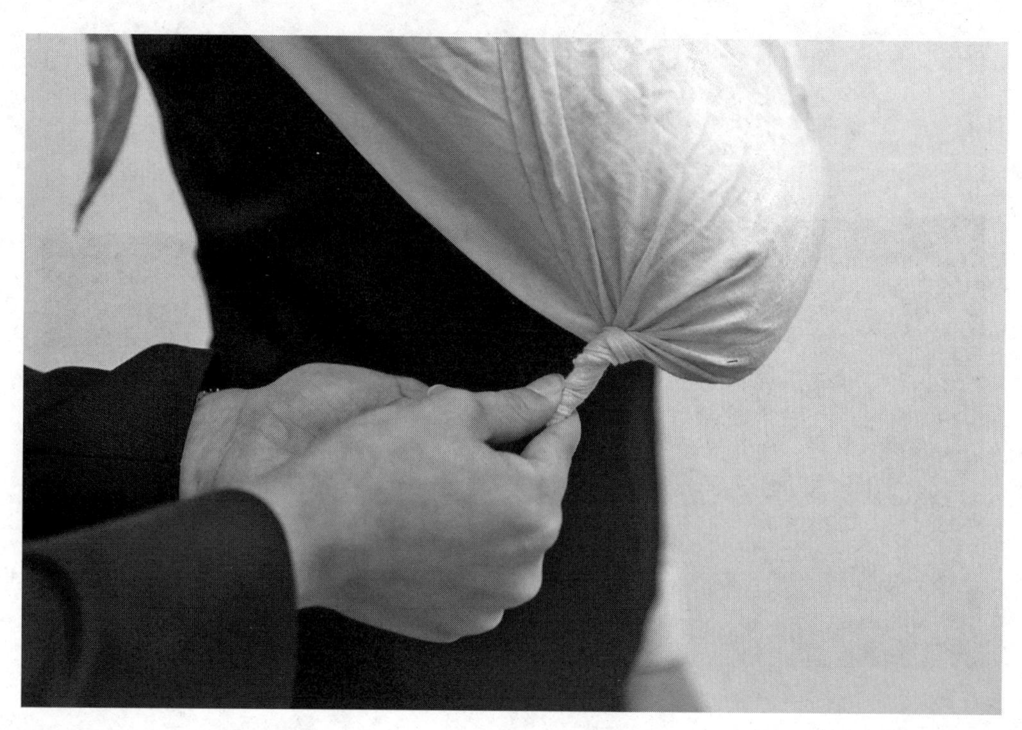

(c)

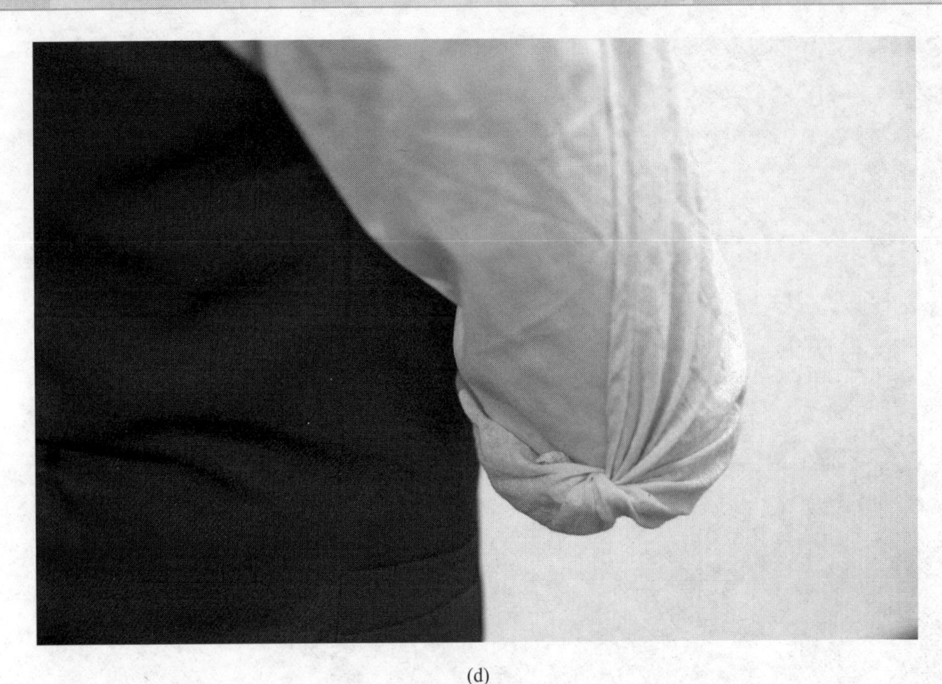

(d)

图4-9　前臂悬吊（大手挂）

（2）三角挂（小手挂，如图4-10所示）　适用于承托及固定手掌或手指在较高位置、锁骨、肋骨骨折及肩关节脱位时的包扎、固定与悬吊。

方法：

① 嘱伤者托住伤侧前臂，前臂屈曲，伤臂指尖搭肩处。

② 三角巾底边与屈曲前臂平行放置，一个底角搭肩，将顶角置于肘关节后方，另一个底角压住顶角上翻，沿肩胛骨下缘上行与搭肩的底角打结。

（3）头帽式包扎（图4-11）　适用于头部伤口。

方法：

① 三角巾底边折成两横指宽，折边向内置于伤者前额齐眉处，顶角放于脑后。

② 两底角经耳上方拉向头后部交叉并压住顶角。

③ 再绕回前额，在一侧眉弓上打结。

④ 顶角拉紧，掖入头后部交叉处内。

（4）眼部包扎

方法：

① 将三角巾沿底边折成四指宽的长带。

② 将中点放于枕部下方，两侧从耳下绕至面部，在鼻梁上交叉并遮住双眼。

③ 两端绕至一侧耳上打结固定。

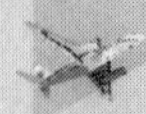

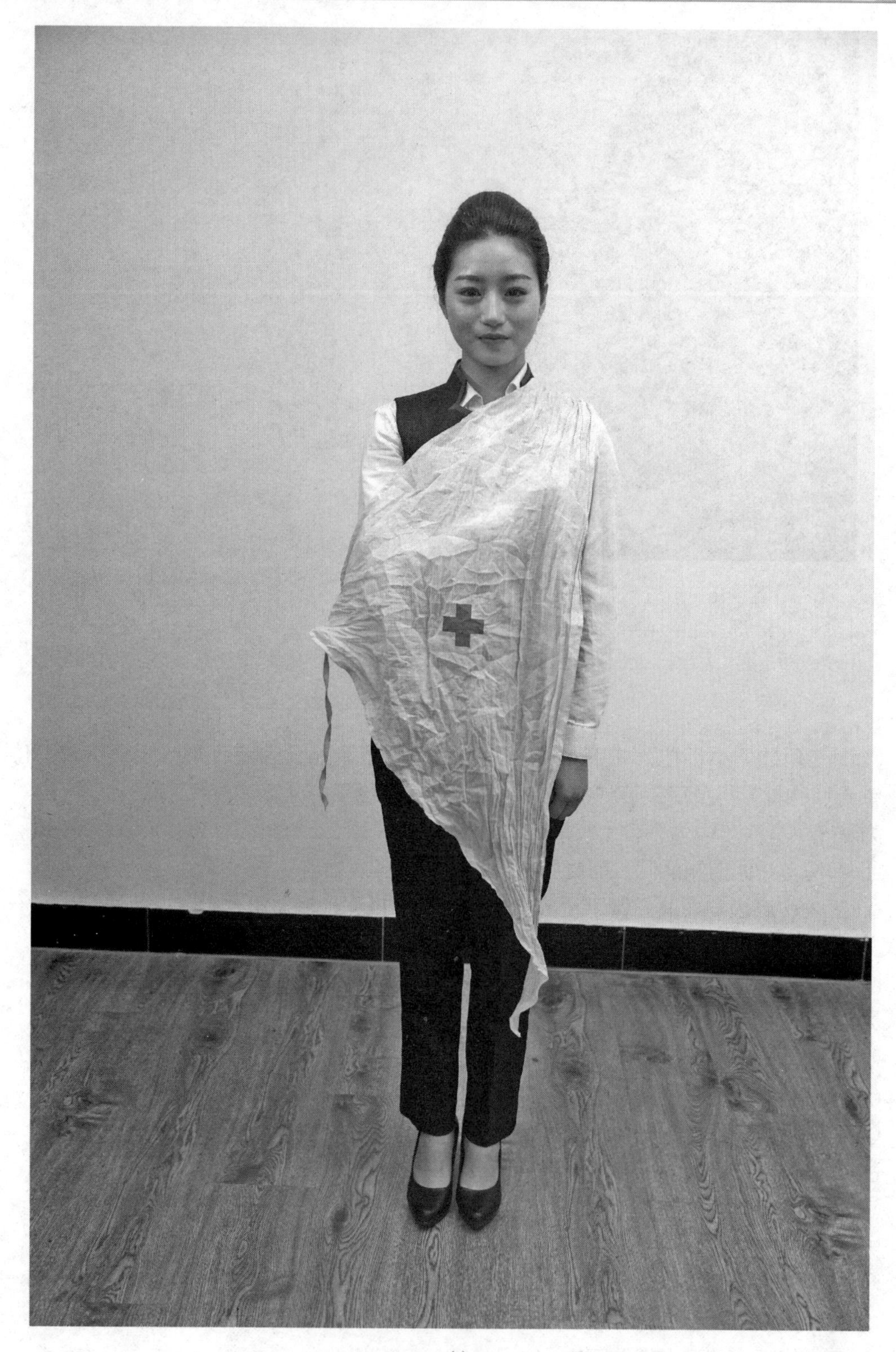

(a)

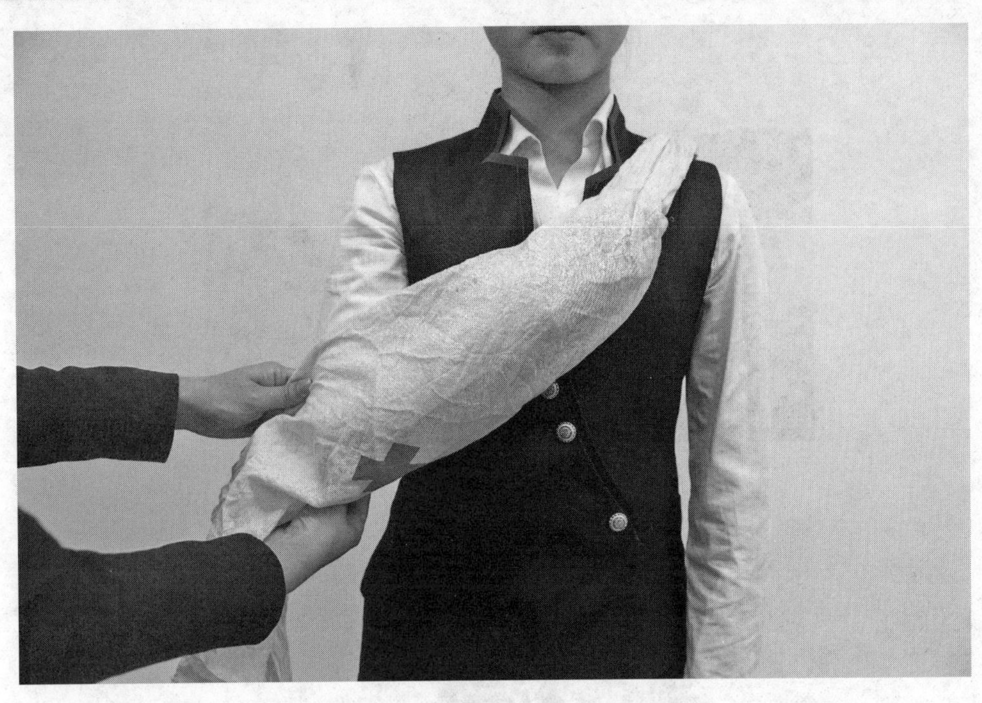

(b)

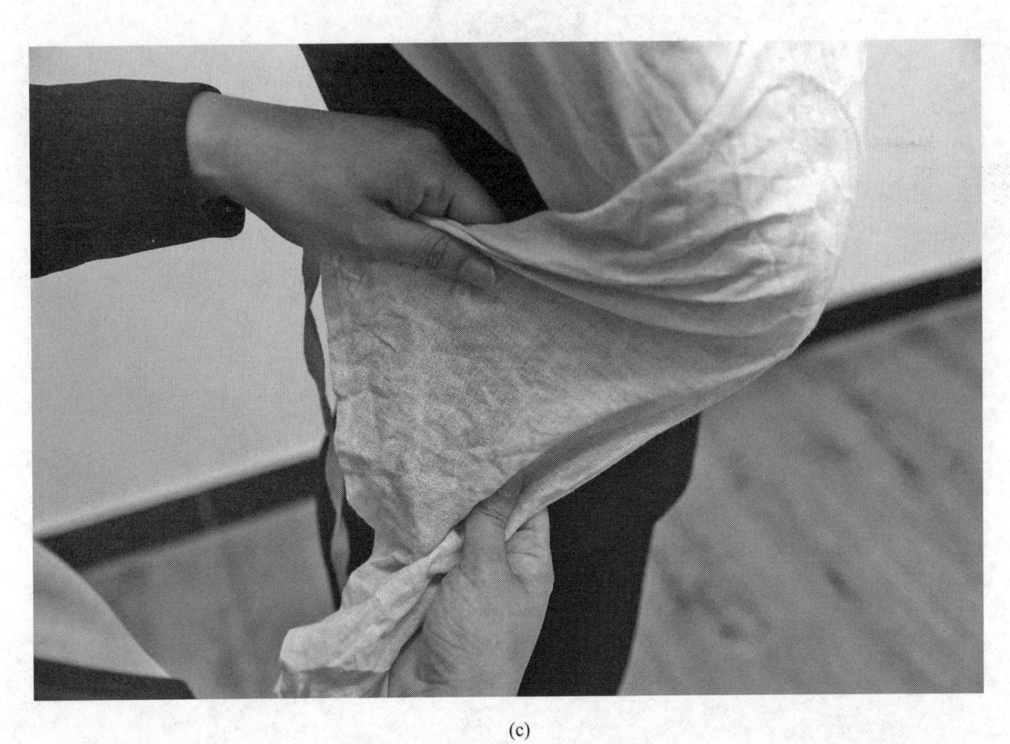

(c)

图4-10

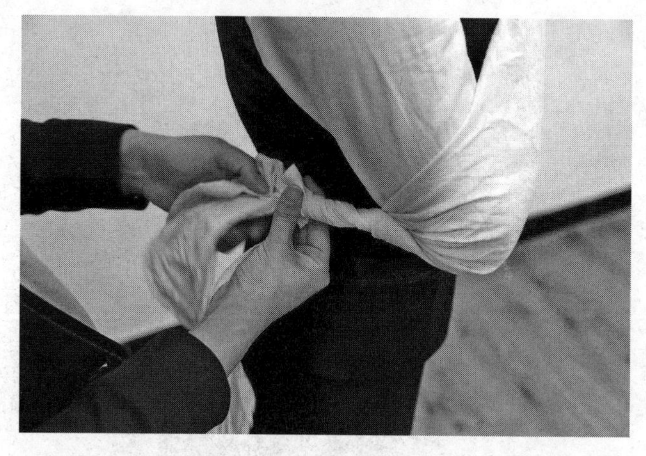

(d)

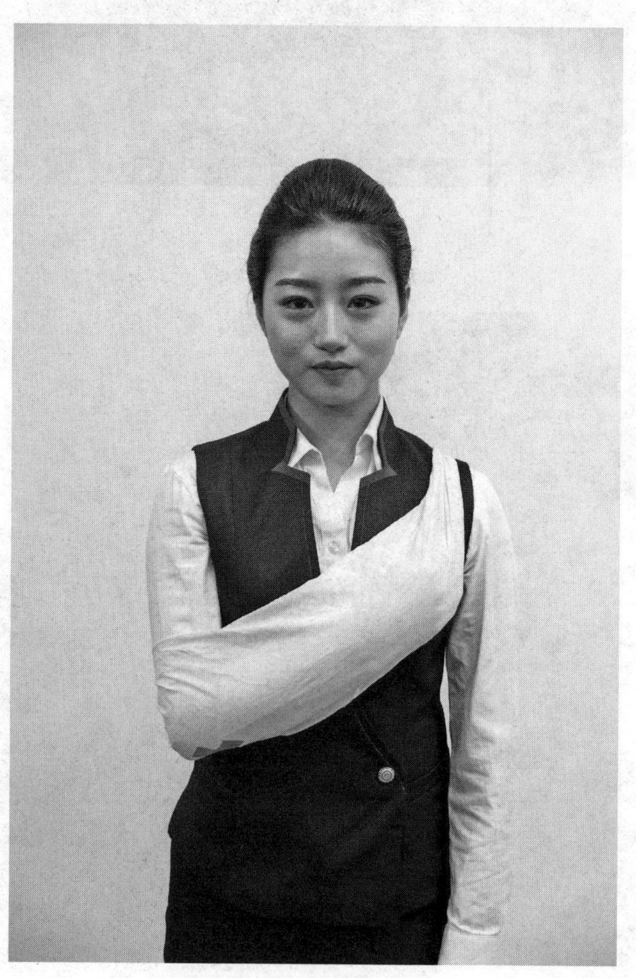

(e)

图4-10　三角挂（小手挂）

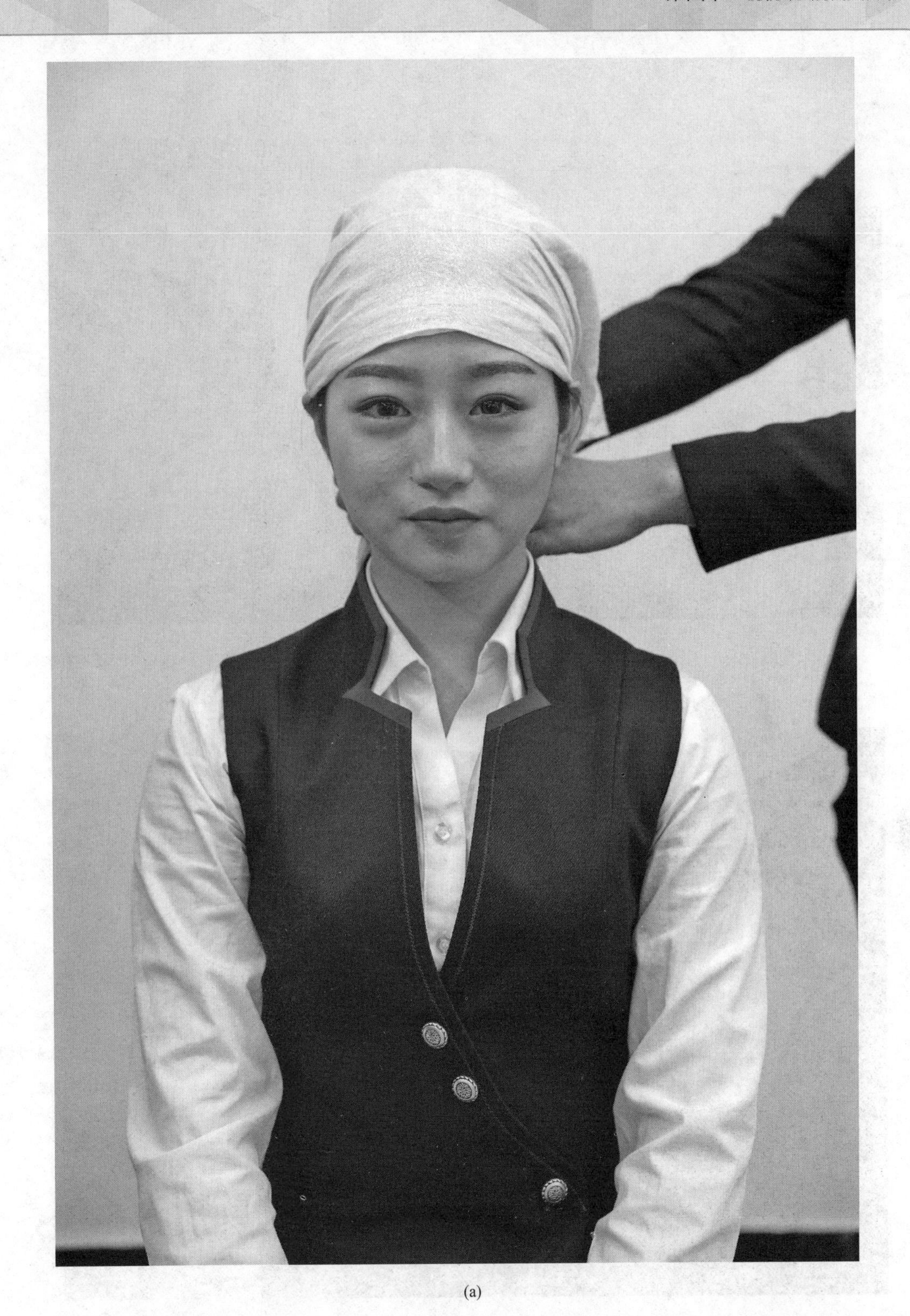

(a)

图4-11

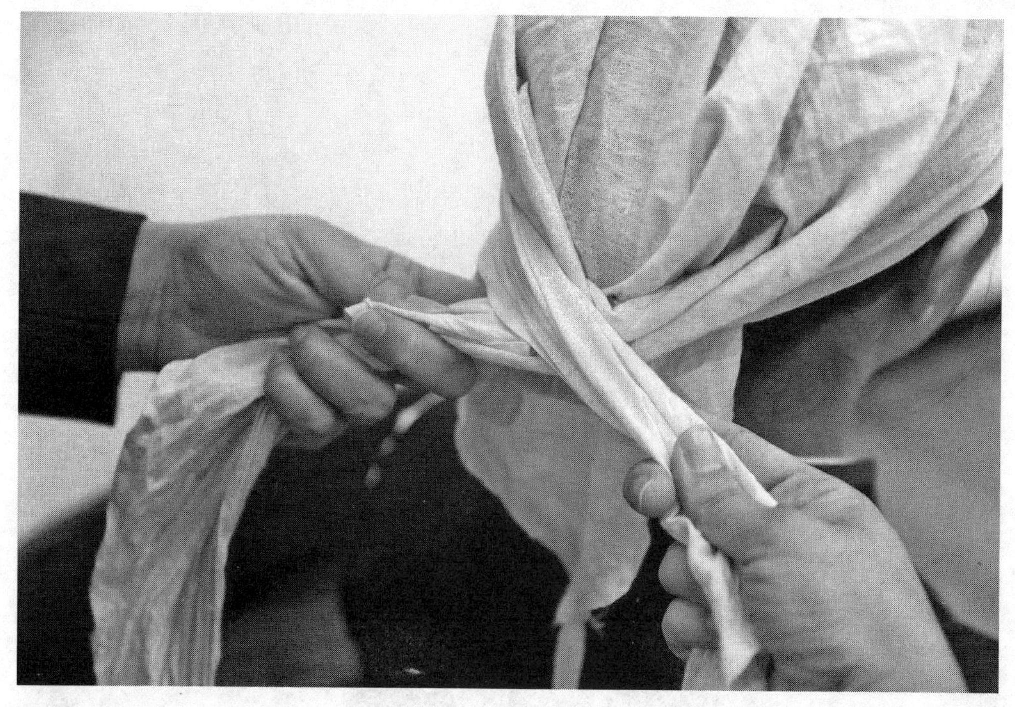

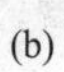

(b)

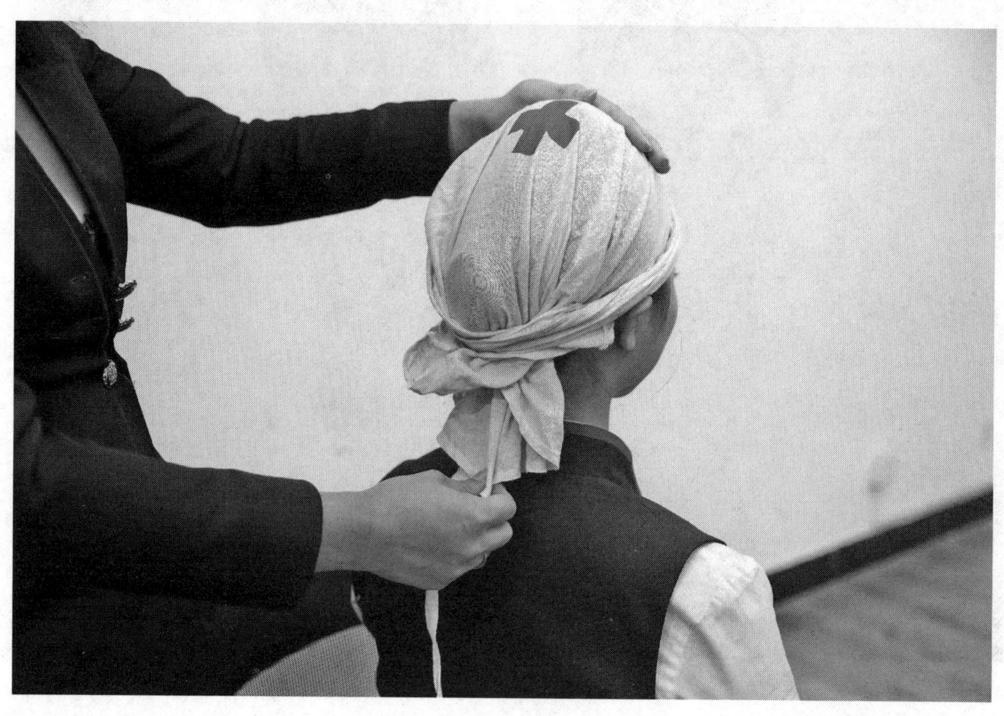

(c)

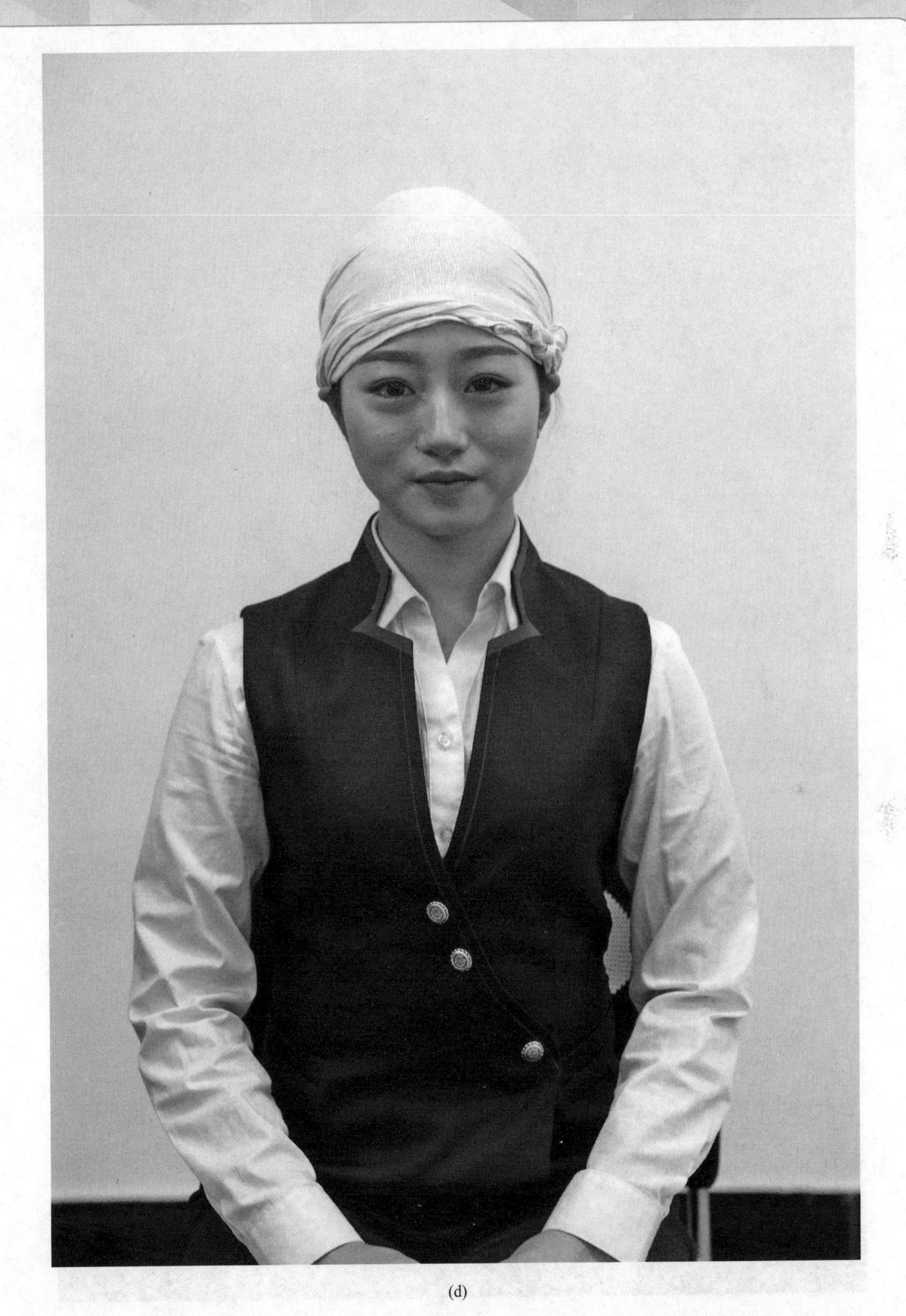

(d)

图4-11

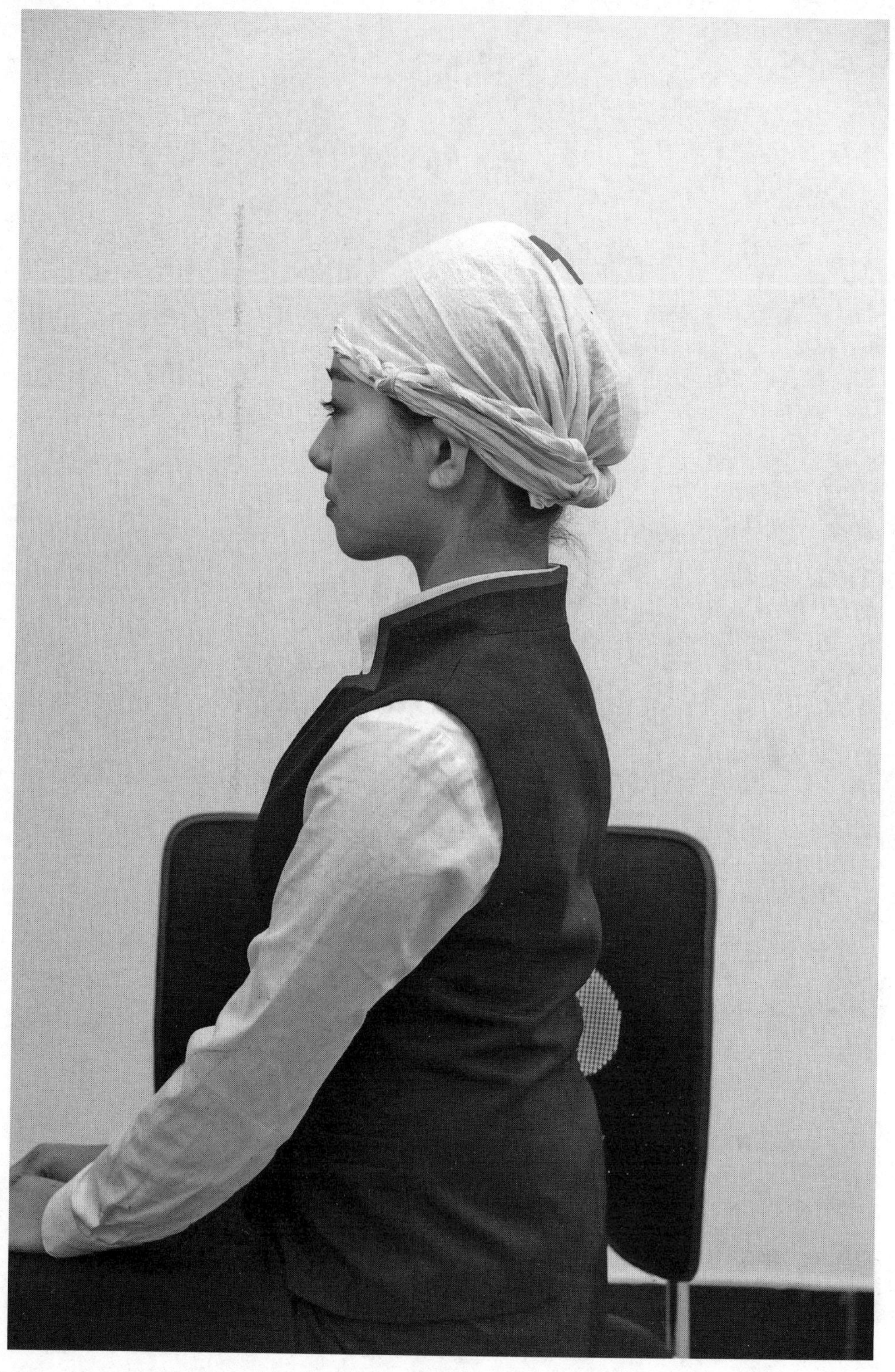

(e)

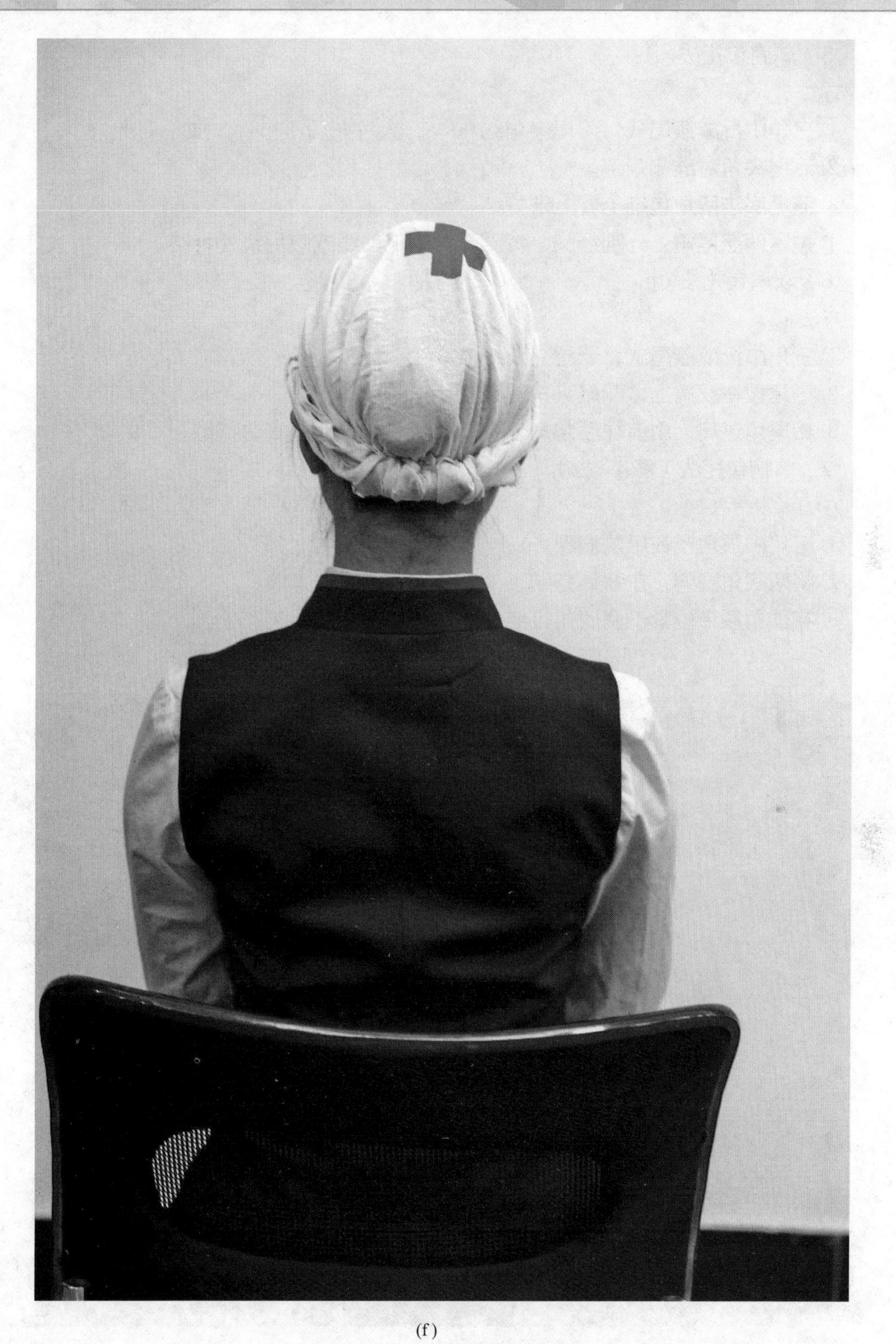

(f)

图4-11　头帽式包扎

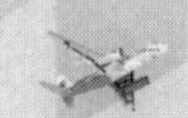

（5）单肩包扎法

方法：

① 三角巾折成燕尾式，燕尾夹角约90°，大片在后压小片，放于肩上。

② 燕尾夹角对准侧颈部。

③ 燕尾底边两角包绕上臂上部打结。

④ 拉紧两燕尾角，分别经胸、背部至对侧腋前线或腋后线处打结。

（6）双肩包扎法

方法：

① 三角巾折成燕尾式，燕尾夹角约100°。

② 燕尾披在双肩上，燕尾夹角对准颈后正中。

③ 燕尾角过肩，由前往后包肩于腋前或腋后，与燕尾底边打结。

（7）单胸包扎法（图4-12）

方法：

① 三角巾顶角搭在患侧肩部。

② 将两底角围胸，在背后打结。

③ 将顶角系带拉紧于两底角打结处固定。

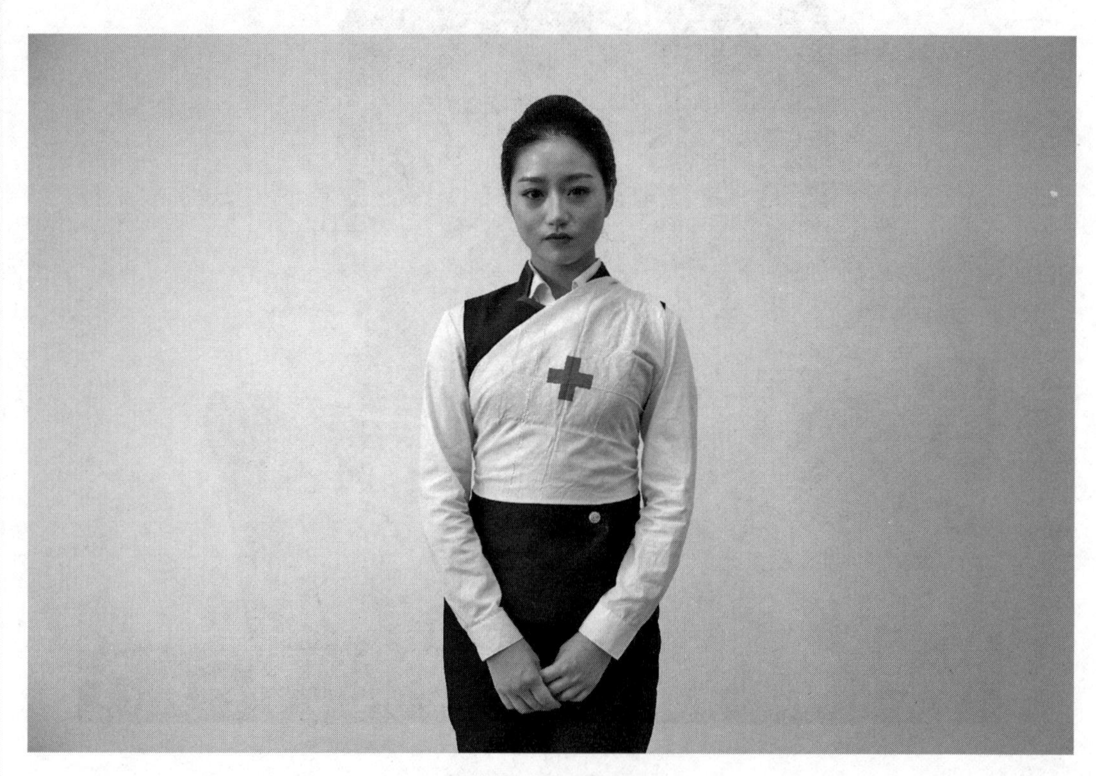

图4-12　单胸包扎法

（8）双胸包扎法

方法：

① 三角巾折成燕尾式，燕尾夹角约100°。

② 燕尾披在双肩上，燕尾夹角对准胸骨上凹。

③ 两燕尾角过肩搭在背后。

④ 将顶角系带围胸，在背后打结。

⑤ 将一燕尾角系带拉紧绕横带后上提，再与另一燕尾角打结。

第四节 骨折的现场固定

由于外力或疾病等原因使骨的完整性或连续性受到破坏，称为骨折。现场骨折固定是创伤救护的一项基本任务，正确的固定能迅速减轻伤者的痛苦，减少出血，防止损伤脊柱、血管、神经等重要组织，也是搬运的基础。

根据骨折处是否与外界相通可分为开放性骨折和闭合性骨折；根据骨折的损伤程度可分为单纯骨折、复杂骨折、不完全骨折和完全骨折。

一、骨折固定的目的

（1）制动，减少伤者的疼痛。

（2）避免损伤骨折周围的神经、血管、软组织和内脏等。

（3）防止骨折端在搬运过程中移位，导致闭合性骨折转化为开放性骨折。

（4）便于运送伤者。

二、固定材料

常用的固定材料有颈托、铝芯塑型板夹、脊柱板、头部固定器、躯干夹板、充气式夹板等。

三、固定原则

现场环境安全，乘务员要做好自我防护。

（1）首先检查伤者的意识、呼吸、脉搏及处理严重出血。

（2）用绷带、三角巾、夹板固定受伤部位。

（3）夹板的长度应能将骨折处的上下关节一同加以固定。

（4）骨断端暴露，不要拉动，不要送回伤口内，开放性骨折现场不要冲洗，不要涂药，应该先包扎，再固定。

（5）暴露肢体末端以便观察血运情况。

（6）固定伤肢后，如有可能应将伤肢抬高。

（7）预防休克。

四、固定方法

1. 颈部或脊柱损伤

直接或间接受力都可导致脊柱骨折，如交通意外、高处坠下等。脊柱骨折是一种非常严重的创伤，如果处理不当，可造成永久性脊髓神经的横断性损伤，甚至死亡。其表现为颈、胸、腰、背部剧痛，如脊髓轻度损伤，可能手足麻木，如脊髓严重损伤，四肢无任何感觉，也无法活动。因此，脊柱骨折应小心处置。

（1）颈椎骨折　头部朝下摔伤，受伤后颈部疼痛，四肢瘫痪，应考虑有颈椎损伤，要立即使用脊柱板固定。

方法：

① 双手牵引头部恢复颈椎轴线位，上颈托或自制颈套固定。

② 保持伤者身体长轴一致，取平卧位放置于脊柱固定板上。将头部固定，双肩、骨盆、双下肢及足部用宽带固定在脊柱板上。

③ 以免运输途中颠簸、晃动。

（2）胸腰椎骨折　坠落伤、硬伤、交通伤等严重创伤后腰背疼痛，尤其双下肢瘫痪时应考虑胸腰椎骨折。疑有胸腰椎骨折时，禁止坐起或站立，以免加重损伤。

方法：

① 固定方法同颈椎固定。

② 警告伤患者勿乱动。

③ 将硬板担架置于伤者身旁。

④ 在肩腹部或腰部预放布垫。

⑤ 将伤者身体呈水平状搬上担架，用布带固定身体于担架上。

⑥ 保持平稳，待转送至医院。

2. 锁骨骨折固定方法

（1）锁骨固定带　伤者取坐位，双肩向后，安放锁骨固定带。

（2）T形夹板固定、8字形固定　T形夹板贴于背后，在两肩及腰部用布带扎牢固定。

（3）三角巾固定　如锁骨固定带，现场可用两条三角巾，对伤肢进行固定。一条三角巾悬吊承托伤侧肢体，另一条三角巾折叠成宽带在伤肢肘上方将其固定于躯干。如无三角巾可用围巾代替，或用自身衣襟反折固定。

3．肱骨干（上臂）骨折固定方法

（1）木板固定　放置衬垫，取两块木板，一块木板放置于上臂外侧，从肘部到肩部，另一块放置于上臂内侧，从肘部到腋下，用绷带或三角巾固定上下两端。屈肘位悬吊前臂，露出指端，检查甲床的血液循环。

（2）躯干固定　无其他可利用物品时，则可用三角巾或宽布带将上臂固定于胸廓。用三角巾折叠成宽带或用宽布带通过上臂骨折部上、下两端，绕过胸廓，在对侧打结固定。屈肘90°将前臂悬吊于胸前，指端露出，检查末梢血液循环。

4．尺桡骨（前臂）骨折固定方法

（1）木板固定　加衬垫，取两块木板分别置于前臂的外侧和内侧，用三角巾或绷带捆绑固定。屈肘位大臂悬吊于胸前，露出指端，检查甲床的血液循环。

（2）躯干固定　无其他可利用物品时，则可用三角巾或宽布带将前臂固定于胸廓。屈肘90°将前臂悬吊于胸前，指端露出，检查末梢血液循环。

5．大腿骨折固定方法

（1）木板固定　两块木板，一块长木板从伤侧腋窝到外踝，一块短木板从大腿根内侧到内踝。在腋下、膝关节、踝关节骨突部放棉垫保护，空隙处用柔软物品填实。用七条宽带固定，依次固定踝部、膝部、骨折上下两端，然后，固定腋下、腰部及小腿。如只有一块木板则放于伤腿外侧，从腋下到外踝。内侧木板用健肢代替，两下肢之间加衬垫，固定方法同上。8字法固定足踝，将宽带置于踝部，环绕足背交叉，再经足底中部回至足背，在两足背间打结，趾端露出，检查末梢血液循环。

（2）健肢固定　用四条宽带（如三角巾、腰带、布带等）将双下肢固定在一起，两膝、两踝及两腿间隙之间垫好衬垫。8字法固定足踝，趾端露出，检查末梢血液循环。

6．小腿骨折固定方法

（1）木板固定　两块木板，一块长木板从伤侧髋关节到外踝，一块木板从大腿根内侧到内踝，分别放于伤肢的外侧及内侧。在膝关节、踝关节骨突部放衬垫保护，空隙处用柔软物品垫实。用五条宽带固定，先固定骨折上下两端，然后固定髋部、大腿。8字法固定足踝，趾端露出，检查末梢血液循环。

（2）健肢固定与大腿固定　健肢固定与大腿固定相同，可用四条宽带固定。

第五节 伤者搬运

一、搬运伤者的目的

伤者的搬运，是创伤救护过程中的一个重要环节。由于现场危险或伤者现场的初步急救处理后，需要尽快脱离危险或送至医院做进一步的救治，这就需要搬运转送。搬运转送工作做得正确及时，不但能使伤者迅速得到较全面的检查和治疗，同时还能减少在这个过程中病情的加重和变化。搬运转送不当，轻者，延误对伤者及时的检查和治疗；重者，在这个过程中，使伤情病情恶化，甚至造成死亡，使现场抢救工作前功尽弃。

二、搬运原则

（1）迅速观察受伤现场并判断伤情。

（2）做好伤者现场救护，先救命后治伤。

（3）先止血、包扎、固定后再搬运。

（4）伤者的体位要适宜、舒适。

（5）不要无目的地移动伤者。

（6）保持脊柱在一条轴线上，防止损伤加重。

（7）动作轻巧、迅速，避免不必要的震动。

（8）注意伤情变化，并及时处理。

三、搬运方法

1. 单人搬运

有五种方法，背负法、扶行法、抱行法、抱持法和爬行法。

扶行法适用于搬运单侧下肢有轻伤但没有骨折，两侧或一侧上肢没有受伤，在救护者帮助下能行走的伤者（图4-13）。

背负法适用于搬运意识清醒、老弱或年幼、体型较小、体重较轻、两侧上肢没有受伤或仅有轻伤，没有骨折的伤者（图4-14）。

抱持法适于年幼伤者，体轻者没有骨折，伤势不重，是短距离搬运的最佳方法。

拖行法适用于在现场环境危险的情况下，搬运不能行走的伤者（图4-15）。

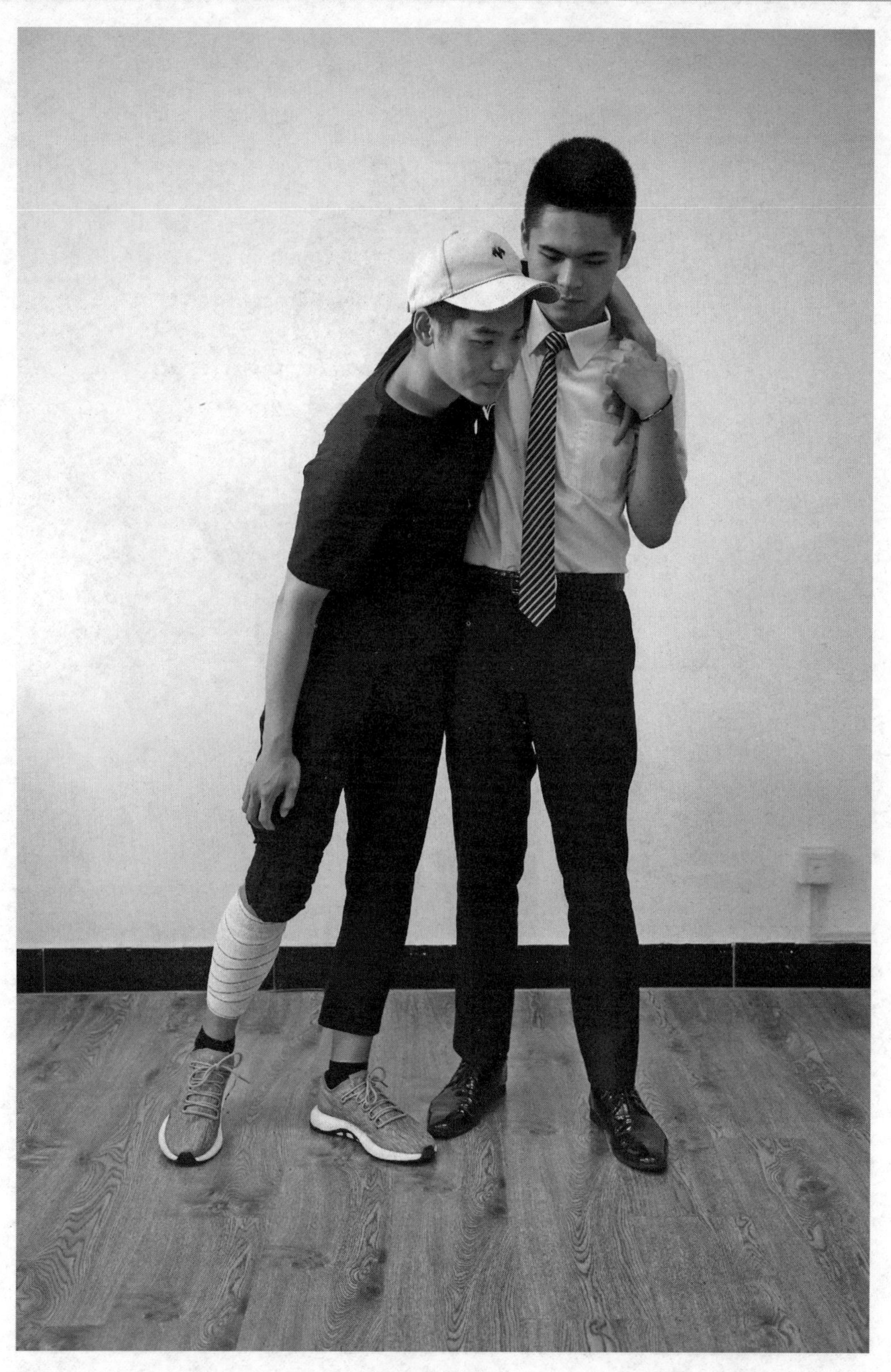

图4-13　扶行法

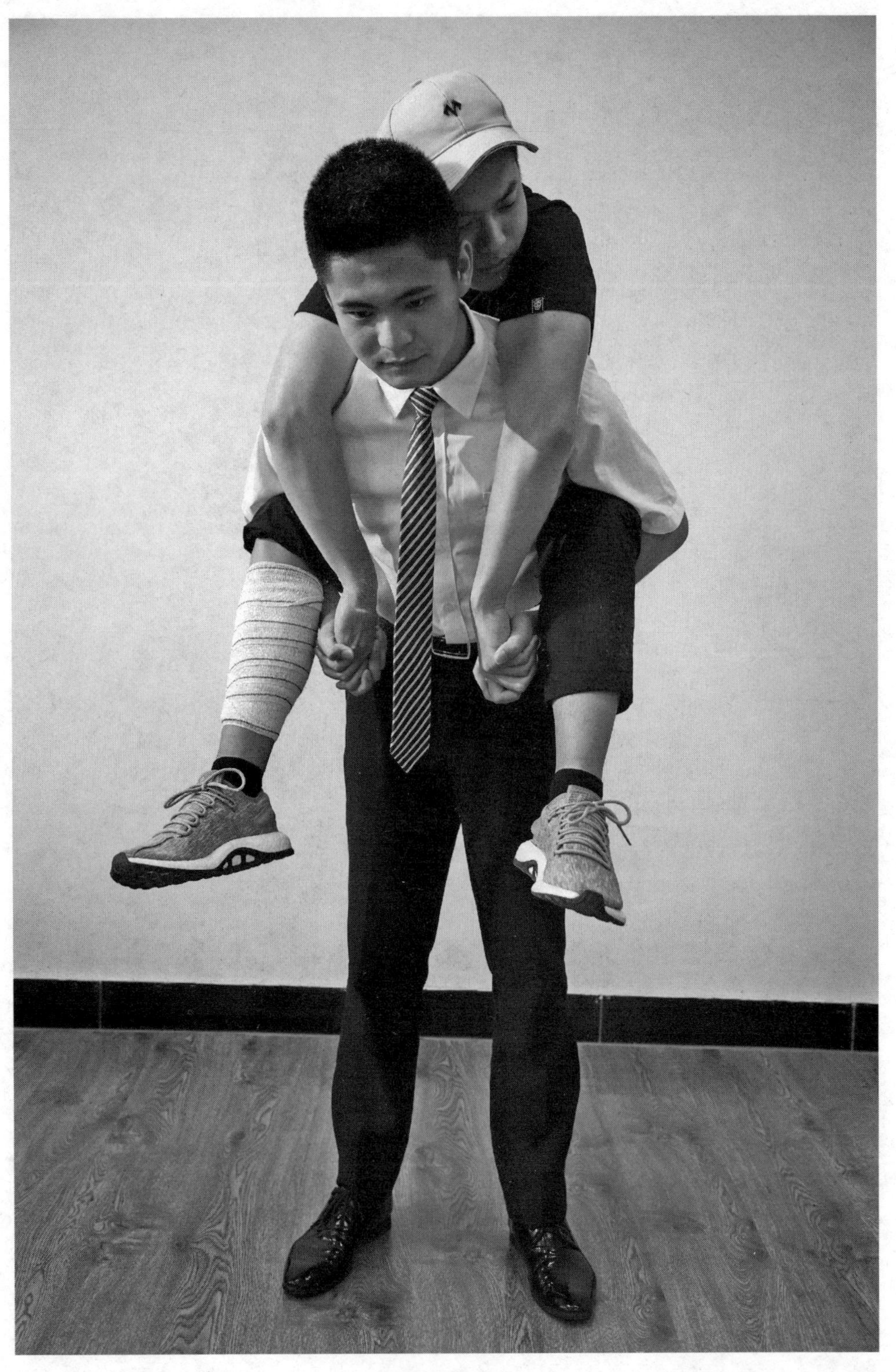

图4-14　背负法

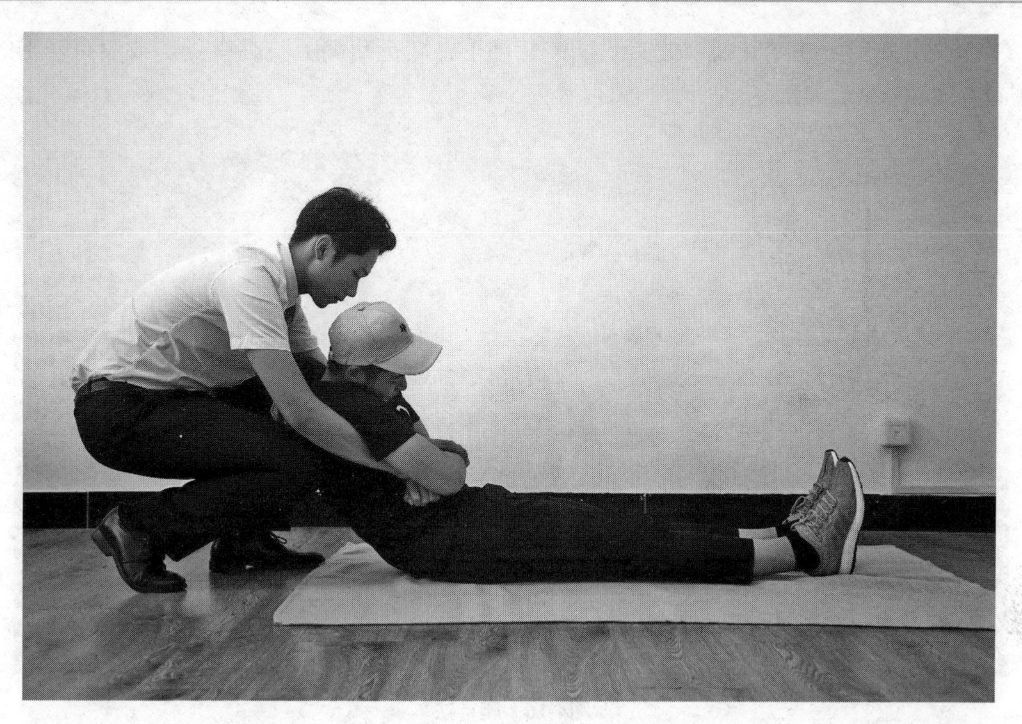

(a)

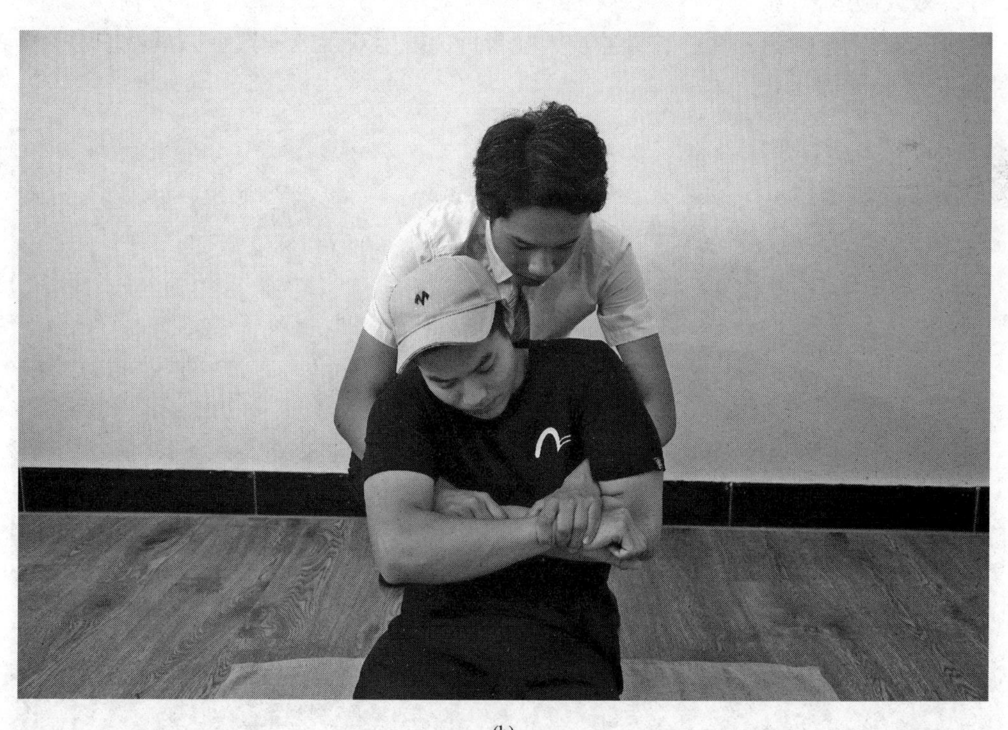

(b)

图4-15 拖行法

爬行法适用于在空间狭窄或有浓烟的环境下，搬运两侧上肢没有受伤或仅有轻伤的伤者（图4-16）。

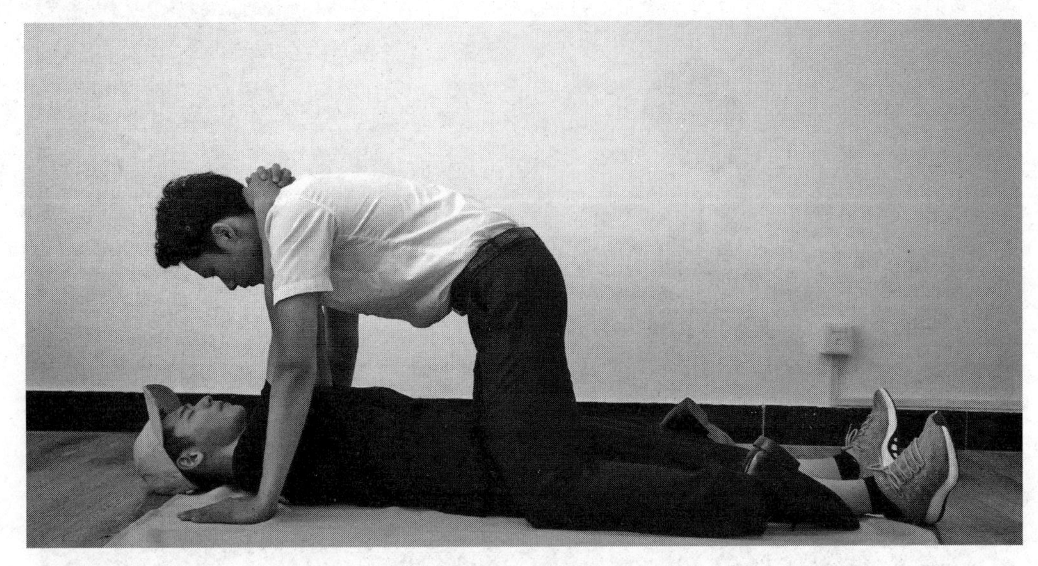

图4-16 爬行法

2. 双人搬运

轿扛式适用于搬运无脊柱、骨盆及大腿骨折，能用双手或一只手抓紧救护者的伤者（图4-17）。

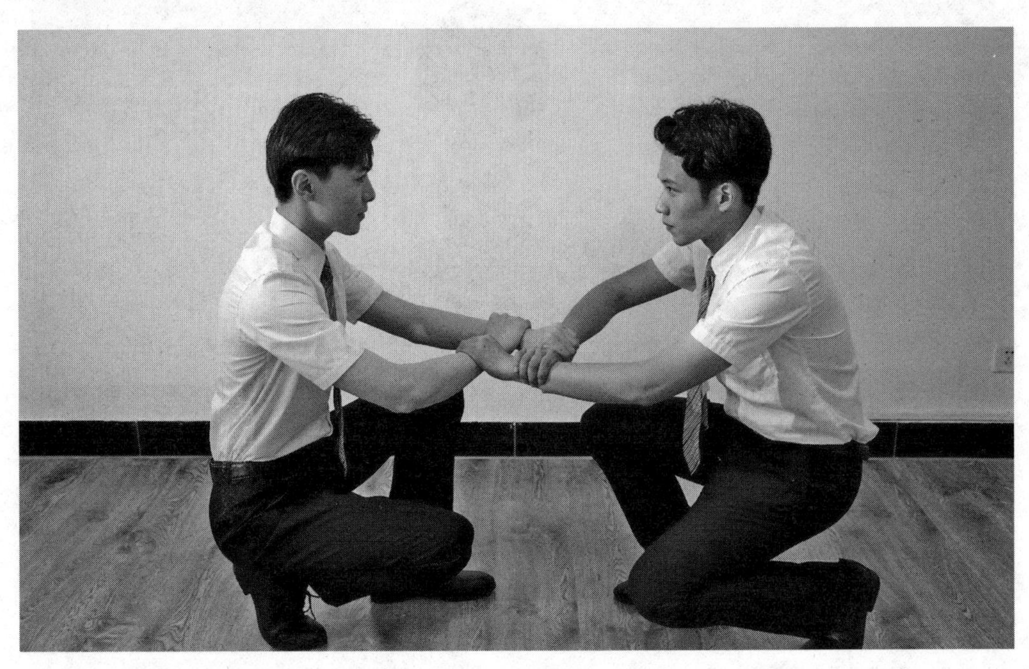

(a)

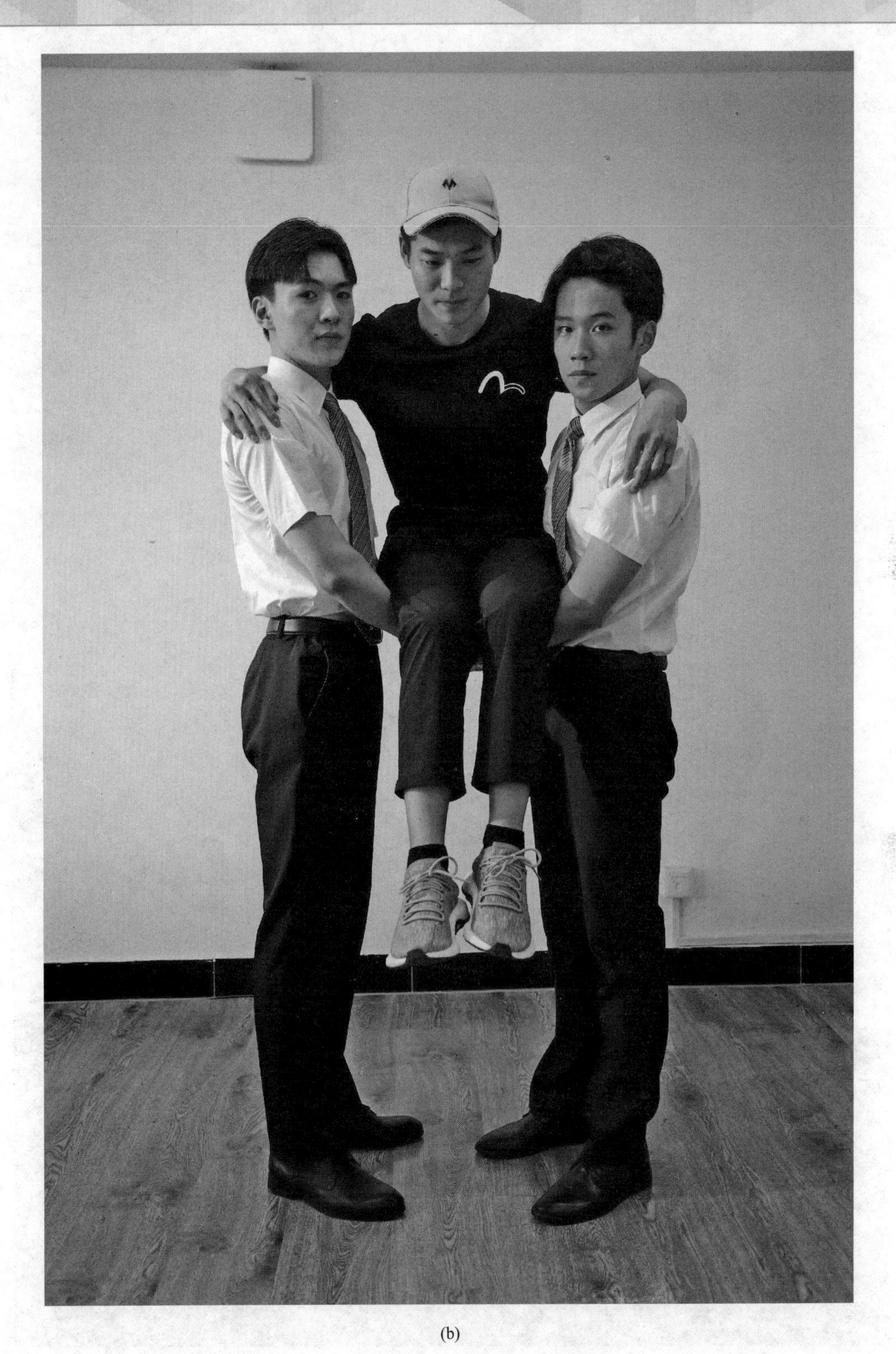

(b)

图4-17　轿扛式

拉车式适用于在狭窄地方搬运无上肢、脊柱、骨盆及下肢骨折的伤者，或用于将伤者移上椅子、担架（图4-18）。

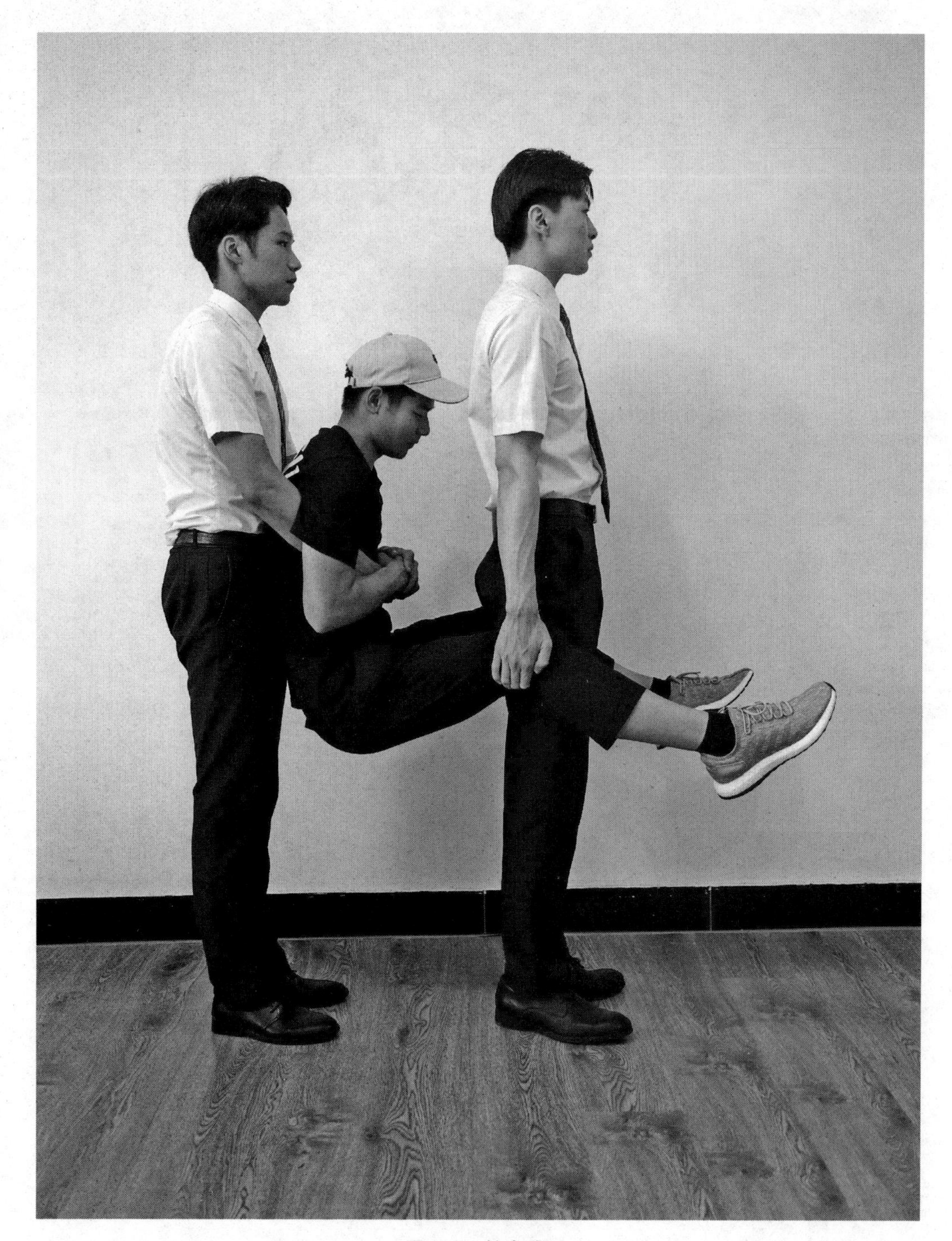

图4-18 拉车式

3. 三人搬运

三人单膝跪地，跪在伤者一侧，分别在肩部、腰部和膝踝部将双手伸到伤者对侧，手掌向上抓住伤者。三人同时用力，保持伤者的脊柱为一轴线，平稳抬起（图4-19）。

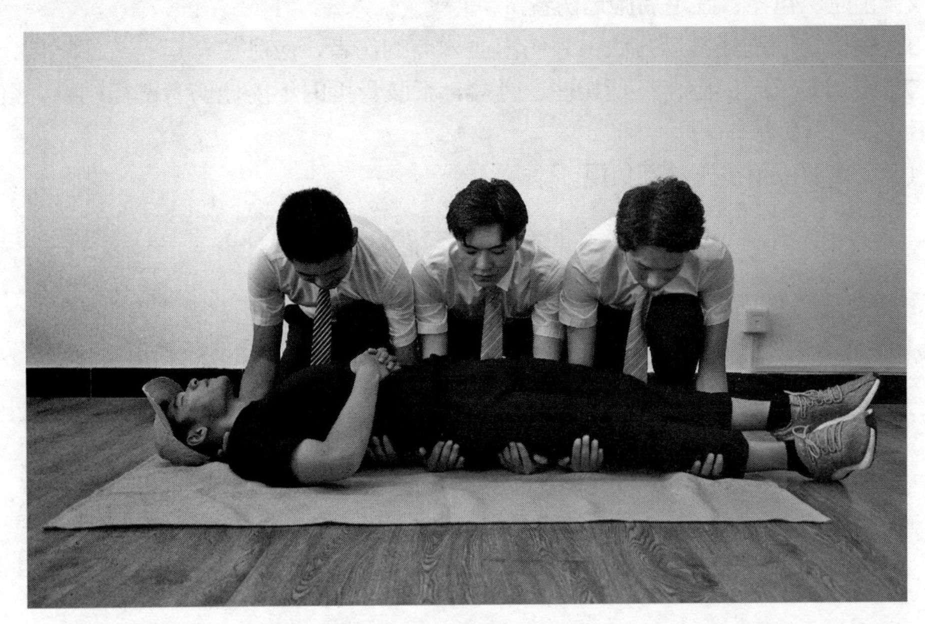

(a)

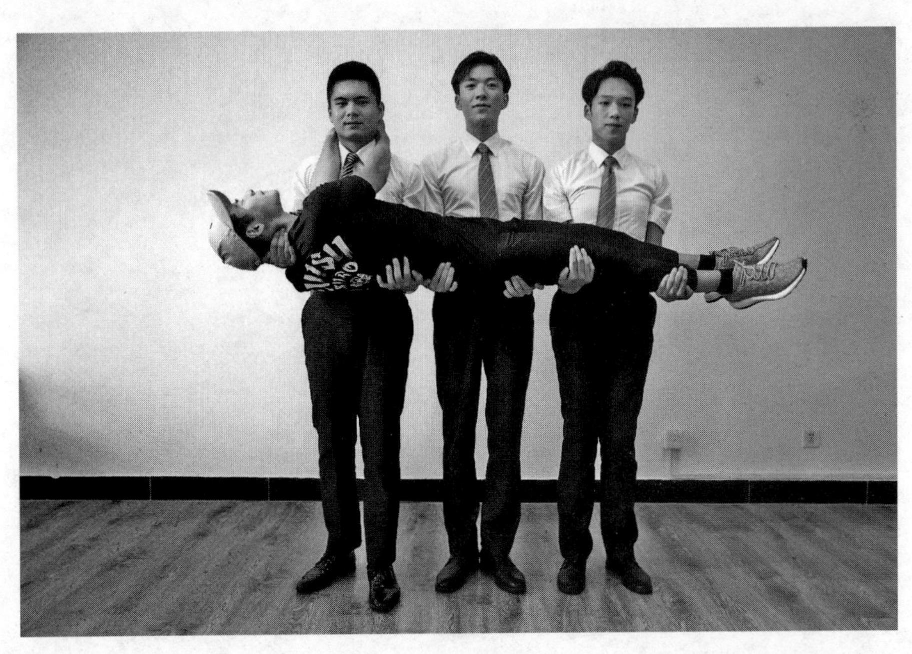

(b)

图4-19　三人徒手搬运

四、搬运注意事项

（1）不要无目的地移动伤者。

（2）止血、包扎、固定后搬运伤者。

（3）根据伤情选择搬运方法，外伤出血休克的伤者，应卧位搬运，头部略低，保证其大脑血液和氧气的供应，怀疑脊柱、骨盆、下肢骨折时不能让伤者试行站立。疑肋骨折者不能采用背负法。

（4）受伤部位不挤压、不负重。

章节练习题

1. 请简述创伤现场救护的目的。
2. 请简述创伤现场救护四大技术。

拓展思考题

如何做才能在应急状况下更好地帮助他人？

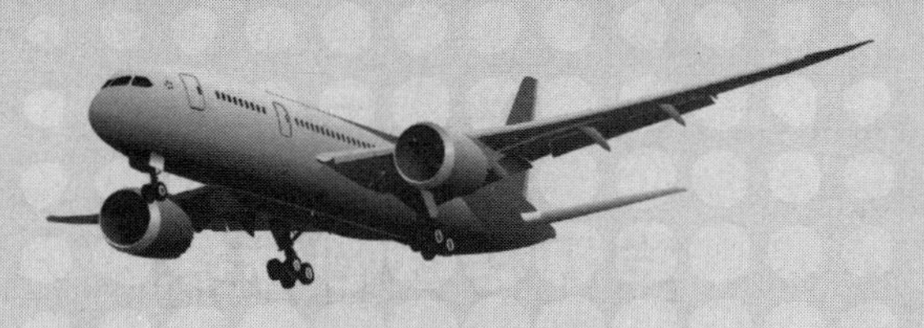

第五章

公共卫生事件

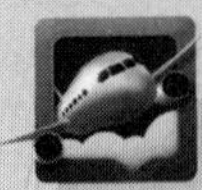

学习指南

- **知识目标**：能够简单判断常见传染性疾病。
- **能力目标**：在客机上发生公共卫生事件时，能够熟练按程序进行相关处置。
- **素质目标**：帮助学生增强专业自信，从而更好地服务他人、服务社会。

第一节 常见传染性疾病

一、流行性感冒

1. 病因

流行性感冒简称流感，是由流感病毒通过呼吸道传播而引起的急性传染病。流感病毒存在于患者的口、鼻等分泌物中，通过唾沫、鼻涕、痰液在空中传播。流感传染性强，发病快，症状重，可引起局部地区流行或世界性大流行。

2. 症状

（1）大多数患者发病突然，浑身酸痛，头痛明显，而咳嗽、流鼻涕较轻。

（2）先有畏寒，继以高热，可达39 ~ 40℃，同时有头痛，全身酸痛和软弱无力。

（3）胃肠道症状：恶心、腹泻等。

（4）重症者，一开始病情严重，表现高热、意识不清、颈强直、抽搐等。流感对老年人、儿童、孕妇和体弱多病者危害极大，严重者可导致死亡。

二、流行性出血性结膜炎

流行性出血性结膜炎俗称红眼病，是由病毒引起的传染性很强的眼病，主要症状是眼部充血肿胀、眼痛、有异物感、眼屎多。主要通过接触被患者眼屎或泪水污染的物品（毛巾、手帕、脸盆、水等）而被传染，夏秋季容易流行。

三、严重急性呼吸综合征

严重急性呼吸综合征，俗称传染性非典型肺炎（简称“非典”），是病毒引起的严重急性呼吸道综合征。主要通过近距离空气传播，直接接触患者的痰液、唾液、鼻涕也会被感染。“非典”的症状先是发热（38.2℃以上），同时伴有寒战、头痛、头晕、全身酸痛、乏力、腹泻等表现。多数患者有咳嗽、痰少，并伴有恶心、呕吐等。症状与流感和肺炎不易区别，如不及时治疗，会导致患者死亡。

四、人感染高致病性禽流感

高致病性禽流感是在鸡、鸭、鹅等禽类之间传播的急性传染病，在特殊情况下禽流感可以感染人类。人感染高致病性禽流感是由禽甲型流感病毒某些亚型中的一些毒株如H_5N_1、H_7H_7、H_7N_9等引起的人类急性呼吸道传染病。患者早期症状与其他流行性感冒非常相似，主要表现为发热、鼻塞、流鼻涕、咳嗽、咽痛、头痛、全身不适。一旦引起肺炎，有可能导致患者死亡。

第二节 突发公共卫生事件的应急处置

在传染病流行期间，乘务员应注意巡查客舱，发现可疑患者，立即向机长报告，并通知前方到达地的机场指挥部门和航空公司现场协调部门。

（1）将患者调整到最后一排座位并要求其戴上口罩，安排专用洗手间和专人负责服务。

（2）登记患者及其密切接触者的姓名、家庭住址、联系电话等。

（3）禁止各舱位间人员流动。控制机组人员出入驾驶舱。

（4）乘务员密切接触疑似患者时必须采取戴口罩和手套等预防措施，并注意手的清洁和消毒。

（5）患者使用过的口罩、手套和疑似患者用过的生活垃圾要用双层垃圾袋盛装、包扎密封并做特殊标记，及时进行消毒。患者座位的扶手和小桌板等均要擦拭消毒。

（6）在前方到达地机场停靠后，机组人员应积极配合检疫人员的工作，包括患者和有关资料的移交，飞机的清洁和消毒等。

（7）机组应做好空中旅客服务与安抚工作。

附：综合实操训练模块

客舱应急救护情境模拟

一、实训目的

综合所学急救技能，在应急状况下熟练运用各项急救技能对伤病旅客进行施救。

二、实训设备

心肺复苏模拟假人、无菌敷料、弹力绷带、三角巾、夹板等。

三、实训情境

以小组为单位，进行情境模拟演练，每组10 ~ 12人。

情境设定（各小组抽签决定情境演绎）：

1. 飞机遭遇强气流，剧烈颠簸后，旅客1出现心搏骤停，旅客2前臂被划伤，旅客3头部受伤。

2. 飞机遭遇强气流，剧烈颠簸后，旅客1出现心搏骤停，旅客2手掌被划伤，旅客3前臂骨折。

3. 飞机遭遇强气流，剧烈颠簸后，旅客1出现心搏骤停，旅客2小腿被划伤，旅客3发生气道异物梗塞。

四、实训要求

1. 根据所给情境展开模拟，充实故事情节。注重团队合作，人物的语言、行为举止等要与角色想符。

2. 必须包含所抽题目中的旅客受伤的情境，不可漏题、跑题。

3. 救护过程中，严肃认真，熟练完成。

五、实训考核

采用技能考核+过程考核的方式，引入“团队伙伴”考评主体，将技能考核与价值引领考核相结合，综合对学生进行评价。加入“团队合作精神、协作意识、责任担当、敬业奉献”等品德元素。

参考文献

[1] 中国红十字总会. 救护员. 北京：人民卫生出版社，2015.
[2] 王一镗，陈彦. 心肺复苏术操作训练规范. 2版. 上海：上海科学技术出版社，2019.
[3] 贾大成. 急救，比医生快一步. 天津：天津科技技术出版社，2019.
[4] 汪同欣. 机上医疗救助. 北京：人民卫生出版社，2016.
[5] 罗翌. 急救医学. 北京：人民卫生出版社，2012.